# GUIA PRÁTICO PARA O DESENVOLVIMENTO DE GRUPOS NA ATENÇÃO BÁSICA E OUTROS ESPAÇOS DE SAÚDE

Editora Appris Ltda.
1.ª Edição - Copyright© 2024 dos autores
Direitos de Edição Reservados à Editora Appris Ltda.

Nenhuma parte desta obra poderá ser utilizada indevidamente, sem estar de acordo com a Lei nº 9.610/98. Se incorreções forem encontradas, serão de exclusiva responsabilidade de seus organizadores. Foi realizado o Depósito Legal na Fundação Biblioteca Nacional, de acordo com as Leis nᵒˢ 10.994, de 14/12/2004, e 12.192, de 14/01/2010.

Catalogação na Fonte
Elaborado por: Dayanne Leal Souza
Bibliotecária CRB 9/2162

| | |
|---|---|
| R149g<br>2024 | Raia, Raphael Curioni<br> Guia prático para o desenvolvimento de grupos na atenção básica e outros espaços de saúde / Raphael Curioni Raia e Neide Emy Kurokawa e Silva. – 1. ed. – Curitiba: Appris, 2024.<br> 99 p. : il. color. ; 21 cm.<br><br> Inclui referências.<br> ISBN 978-65-250-6321-8<br><br><br> 1. Saúde. 2. Planejamento. 3. Organização. 4. Grupos. I. Raia, Raphael Curioni. II. Silva, Emy Kurokawa e. III. Título.<br><br>CDD – 363 |

Appris
editora

Editora e Livraria Appris Ltda.
Av. Manoel Ribas, 2265 – Mercês
Curitiba/PR. – CEP: 80810-002
Tel. (41) 3156 - 4731
www.editoraappris.com.br

Printed in Brazil
Impresso no Brasil

RAPHAEL CURIONI RAIA
NEIDE EMY KUROKAWA E SILVA

# GUIA PRÁTICO PARA O DESENVOLVIMENTO DE GRUPOS NA ATENÇÃO BÁSICA E OUTROS ESPAÇOS DE SAÚDE

Appris
editora

Curitiba, PR
2024

## FICHA TÉCNICA

| | |
|---|---|
| EDITORIAL | Augusto Coelho |
| | Sara C. de Andrade Coelho |
| COMITÊ EDITORIAL | Ana El Achkar (UNIVERSO/RJ) |
| | Andréa Barbosa Gouveia (UFPR) |
| | Conrado Moreira Mendes (PUC-MG) |
| | Eliete Correia dos Santos (UEPB) |
| | Fabiano Santos (UERJ/IESP) |
| | Francinete Fernandes de Sousa (UEPB) |
| | Francisco Carlos Duarte (PUCPR) |
| | Francisco de Assis (Fiam-Faam, SP, Brasil) |
| | Jacques de Lima Ferreira (UP) |
| | Juliana Reichert Assunção Tonelli (UEL) |
| | Maria Aparecida Barbosa (USP) |
| | Maria Helena Zamora (PUC-Rio) |
| | Maria Margarida de Andrade (Umack) |
| | Marilda Aparecida Behrens (PUCPR) |
| | Marli Caetano |
| | Roque Ismael da Costa Güllich (UFFS) |
| | Toni Reis (UFPR) |
| | Valdomiro de Oliveira (UFPR) |
| | Valério Brusamolin (IFPR) |
| SUPERVISOR DA PRODUÇÃO | Renata Cristina Lopes Miccelli |
| PRODUÇÃO EDITORIAL | Bruna Holmen |
| REVISÃO | Andrea Bassoto Gatto |
| DIAGRAMAÇÃO | Bruno Nascimento |
| CAPA | Eneo Lage |
| REVISÃO DE PROVA | Jibril Keddeh |

*A todos que aceitam o desafio de levar muito
a sério as potencialidades dos grupos na atenção à saúde.*

# AGRADECIMENTOS

Para todos os participantes de grupos que passaram em nossos encontros, nosso agradecimento mais sincero e profundo: o mais importante, em tudo isso, é que possamos ter participado de alguma forma da vida de vocês.

Não podemos esquecer: para todos os profissionais da saúde que participaram de alguma forma, seja nos espaços de saúde ou nos encontros acadêmicos, de extensão e seja lá aonde for: muito obrigado!

Agradecemos aos nossos familiares que tanto nos auxiliam e nos dão força nessa jornada árdua de sanitaristas e docentes.

Aos estudantes que tanto nos cativam e nos transformam.

Raphael agradece à Neide, Neide agradece à Raphael.

*"O mundo era tão recente que muitas coisas não tinham nomes, e para mencioná-las era preciso apontar o dedo para elas".*

(Gabriel Garcia Marques)

# APRESENTAÇÃO

A grande razão do livro é facilitar a organização e planejamento de grupos, sendo abordados temas importantes para que a sua realização possa ser potencializada.

Considerando a centralidade de se conhecer as finalidades dos grupos, apresentamos uma tipologia grupal, além de algumas estratégias que possam contribuir para que trabalhadores da saúde e demais interessados possam viabilizar esse tipo de proposta.

Dessa maneira, em um primeiro momento, são levantados os principais quesitos para se planejar um grupo, a partir da identificação das necessidades e demandas para os serviços de saúde, orientando a estruturação dos seus objetivos, públicos, estratégias e formas de avaliação.

Em um segundo momento, são apresentadas algumas possibilidades metodológicas com finalidades distintas que podem orientar a proposição de um grupo. Assim, os tipos grupais são apresentados de forma minuciosa dentro de oito finalidades eleitas: pedagógica, psicoterápica, terapêutica, operativa, de apoio ou suporte social, de convivência, de geração de renda e de atividade física.

O momento pré-grupo é contemplado sendo levantados elementos importantes para se ter em mente antes de iniciar um grupo. Depois, são apresentados os elementos mais significativos de um primeiro encontro, seguidos de exemplos e situações mais comuns dentro de cada tipo, por finalidade.

Algumas considerações são levantadas como a de ações em saúde com coletividades que desperdiçam as potencialidades do grupo, por exemplo, reduzindo suas finalidades à diminuição de filas nos serviços de saúde.

Esperamos que você possa sentir mais conforto e preparo para desenvolver ações grupais em saúde, sabendo que sempre são espaços desafiadores, árduos, complexos e sujeitos a variadas performances possíveis, justamente, pelo potente espaço que uma coletividade e suas inter-relações podem trazer. As relações colocadas em jogo, sempre dão jogo!

# PREFÁCIO

No cenário complexo da saúde pública, o Programa de Residência Multiprofissional em Atenção Básica emerge como uma formação crucial para os profissionais que buscam uma compreensão profunda e prática das demandas da comunidade. Um dos autores deste livro, egresso de Residência em Atenção Básica, teve a oportunidade de mergulhar profundamente neste universo, o que permitiu perceber a enorme demanda por atividades educativas bem estruturadas.

Em sua trajetória, encontrou-se frequentemente com a realização·intuitiva de atividades de grupo por parte dos profissionais de saúde, muitas vezes carentes de um material didático que os orientasse de forma eficaz. Foi dessa constatação que nasceu a inspiração para a elaboração desta obra e que, de mãos dadas com sua orientadora e parceira, faz-se emergir um material indispensável para qualquer profissional que deseja se lançar em atividades de grupo.

A obra que agora temos em mãos é um valioso guia que categoriza os diferentes tipos de atividades de grupo realizadas em Unidades Básicas de Saúde. Organizado meticulosamente, o livro descreve tipos de atividades grupais segundo suas finalidades específicas, abrangendo desde atividades pedagógicas e psicoterápicas até atividades de convivência e geração de renda. Cada tipo é apresentado de forma clara e objetiva, permitindo ao leitor compreender suas particularidades e aplicabilidades no contexto da saúde pública.

Além de categorizar as atividades de grupo, o livro oferece um roteiro detalhado para o planejamento e preparação dessas ações. Antes de definir a finalidade do grupo, são apresentados os passos iniciais essenciais, como o ajuste de objetivos, a análise da demanda e a identificação do público-alvo. Essas estratégias são fundamentais para garantir que a atividade educativa seja relevante, eficaz e alinhada às necessidades da comunidade atendida.

A contribuição deste livro para a Saúde Pública é imensurável. Ao instrumentalizar os profissionais de saúde na elaboração de atividades educativas bem fundamentadas, a obra eleva o padrão de atendimento nas Unidades Básicas de Saúde. Não se trata apenas de oferecer um método, mas de promover uma abordagem mais estruturada e eficiente, ancorada em práticas consistentes e embasadas. Essa metodologia vai além da intuição e boa intenção, permitindo que as ações educativas sejam mais assertivas, impactantes e, consequentemente, mais benéficas para o cuidado da saúde da população.

Em suma, este livro é um recurso indispensável para todos os profissionais que atuam na Atenção Primária à Saúde e que buscam aprimorar suas práticas educativas. É uma obra que nasce da vivência e da percepção das necessidades reais do campo, oferecendo soluções práticas e eficazes para os desafios enfrentados diariamente pelos profissionais de saúde. Que esta contribuição valiosa inspire e guie muitos outros na nobre missão de cuidar e educar para uma saúde mais humana, integrada e eficiente.

Norhan Sumar

Thaise Gasser

# SUMÁRIO

UM CAUSO QUE NOS LEVOU ATÉ O LANCE DOS GRUPOS NA SAÚDE....17

INTRODUÇÃO .................................................................................. 25

ETAPA 1
AJUSTANDO OBJETIVOS, DEMANDAS E PÚBLICO PARA PENSAR
NOS TIPOS/FINALIDADES GRUPAIS .................................................. 29

Fluxograma 1: ajustando os objetivos, as demandas e o público para se
aproximar da finalidade mais adequada............................................. 30

As finalidades ou tipos grupais: métodos que se alinham com os
objetivos propostos ....................................................................... 31

Finalidade pedagógica ................................................................ 32

Colocando a finalidade Pedagógica em ação ............................... 36

Finalidade psicoterápica.............................................................. 38

Colocando a finalidade psicoterápica em ação ............................ 39

Finalidade terapêutica................................................................. 40

Colocando a finalidade terapêutica em ação ............................... 42

Finalidade operativa ................................................................... 44

Colocando a finalidade operativa em ação .................................. 47

Finalidade de apoio .................................................................... 50

Colocando a finalidade de apoio/suporte em ação ....................... 52

Finalidade de convivência ou de convívio..................................... 54

Colocando a finalidade de convivência/convívio em ação............. 56

Finalidade de geração de renda .................................................. 58

Colocando a finalidade de geração de renda em ação.................. 61

Finalidade de atividades físicas .................................................. 62

Colocando a finalidade de atividade física em ação: ................... 65

Fluxograma 2: Ajustando a finalidade e seus métodos à proposta do
profissional ou equipe ................................................................... 67

Observações sobre finalidades....................................................... 67

Prevenção e promoção .................................................................. 68

Considerando as finalidades grupais apresentadas .......................... 69

ETAPA 2

## COLOCANDO EM PRÁTICA E FAZENDO A MANUTENÇÃO DO GRUPO.. 71

Como fazer e conduzir um grupo? ...... 71

Elementos primários a serem considerados. ...... 71

Fluxograma 3 – O que deve ser contemplado antes de começar um grupo. ...... 74

Como fazer um grupo? ...... 75

Fluxograma 4 – Iniciando o grupo ...... 77

Como conduzir um grupo? ...... 77

Como conduzir um grupo a partir da finalidade escolhida ...... 78

Questões gerais que podem ser importantes para quem for fazer um grupo ...... 79

Ao coordenador ...... 79

Evite ...... 79

Participativo e processual é melhor do que verticalizado ...... 80

Racionalização do processo de trabalho ...... 83

Outras classificações para processos grupais ...... 83

Outros formatos coletivos na saúde – os agrupamentos ...... 84

## AO CARO LEITOR E À POSSIBILIDADE DE GRUPOS TEREM SIDO FEITOS A PARTIR DESTE LIVRO ...... 87

## REFERÊNCIAS ...... 89

# UM CAUSO QUE NOS LEVOU ATÉ O LANCE DOS GRUPOS NA SAÚDE

Esta publicação não pretende seguir os passos de um guia estritamente formal, que se atém ao "como fazer". Sendo assim, damos atenção para aspectos nem sempre considerados na organização de atividades grupais e, por que não, nas práticas de saúde como um todo.

Um desses aspectos diz respeito ao "quem" se propõe a desenvolver a atividade. Perguntarmos quem somos nos parece um bom ponto de partida. Por exemplo, será que para uma pessoa autoritária, em seu trabalho e na vida, faz sentido propor uma roda de conversa aos moldes freirianos? Quem está preocupado em só "passar informações" dificilmente terá escuta qualificada para promover encontros verdadeiramente dialógicos, em que todos ensinam e todos aprendem. Parece pouco coerente.

Por isso, antes de mais nada, achamos importante compartilhar nossas histórias nesse mundo chamado grupo — nossas dúvidas, nossos escorregões e nossos encontros.

## *Raphael*

Se você já foi residente em algum espaço de saúde você deve entender que aquele famoso ditado "Quem você é na fila do pão?" deve ter sido criado por volta de 1800, quando tiveram a ideia de colocar um formado para aprender em serviço. Poderíamos ampliar essa compreensão para: se você é trabalhador da saúde... Bom... Você entendeu.

Se em algum momento da sua vida você pensou que tudo seria belo e fácil, aquela música inglesa que traduzida tem um verso que diz "Ninguém disse que ia ser fácil" fica como a trilha sonora para aquele dia de plantão ou turno noturno em que está garoando e você simplesmente chora.

Se eu tivesse como voltar no tempo e fosse possível falar uma coisa para me ajudar antes de entrar para área da saúde e de ser residente seria: "Compre bons casacos, carregue sempre um cachecol e se prepare para nunca mais ser o mesmo". Bom, sim, foram três coisas. Essa é uma pegada minha: nunca sintético. Assim, este livro é mais do que um desafio para ser o mais próximo de quem o lê, sem muitos rodopios, ou, pelo menos, abaixo do que seria normalmente algo escrito por mim.

Mas antes de ser direto, vamos contar uma história dramática e sofrida para compreender como a temática de grupos chegou até mim e como me encontrei com Neide.

Então, toda essa "estória" de se pensar em grupos na Atenção Básica (AB) surge, primeiro, de um refúgio: a prática como residente em um cenário da saúde como a Estratégia de Saúde da Família (ESF) pode ser um tanto quanto desafiadora. Pois bem, não consigo me excluir dessa premissa. Então os grupos foram para mim um espaço de proteção, em que fui recebido pelas pessoas de uma maneira a buscar praticar um tipo de Psicologia preventiva de agravos e promotora da saúde.

Facilmente, a atuação de um profissional da Psicologia poderia ser compreendida como aquele fazer em consultório, até mesmo próximo ao modelo do divã e da barba branca com o charuto na boca do Sr. Sigmund Freud. E foi por aí mesmo que aconteceu: uma população com demandas de atendimento e a figura de um psicólogo que alinha sua atuação ao que se cumpre na atenção básica: prevenção. Queriam um psicólogo de consultório, eu não era um. Difícil. Não é o que se espera de um psicólogo na atenção básica.

Nos grupos consegui validar minha atuação e os saberes que carregava e ia ressignificando vivências, dificuldades, enfrentamentos, novos saberes e os encontros tão significativos com pessoas incríveis.

Posteriormente, em pesquisas de artigos que pudessem ser úteis ao meu serviço como residente, encontrei algo a se pensar: muitos documentos científicos que apontavam para o uso dos grupos operativos (GO) de Pichon-Rivière (2015) e nada da presença do conteúdo teórico ou mesmo citação do criador da técnica. Oras, seria o saber tão amplo a ponto de criador e criatura estarem separados peia difusão desse saber/prática ou estaríamos falando de um grupo chamado operativo por outras razões? Encontrei menos respostas do que acreditava, mas o grande ponto era: sabemos o que estamos fazendo quando criamos grupos?

Durante o desenvolvimento da minha dissertação no mestrado em Saúde Coletiva da Universidade Federal do Rio de Janeiro (UFRJ) — Instituto de Estudos em Saúde Coletiva (IESC), fui acolhido pela professora Neide Emy Kurokawa e Silva, trazendo a perspectiva do acesso à saúde. Acolhido pela perspectiva *freiriana* vivenciada por Neide pude pensar nos grupos como possibilidades de acesso e de práticas possíveis à equipe de Saúde da Família (eSF). Segundo refúgio. Obrigado!

A gente se conheceu em um evento de tecnologias sociais em Brasília: ela me convidou para conhecer o IESC e eu fiquei feliz. Neide foi tão receptiva, tão carinhosa e tão propositiva como no simpósio. Lembro-me de que ela disse assim: "Se passar na prova, a gente conversa". Lembro-me, também, de que ela perguntou: "Você não vai enrolar não, né?". Bom, eu queria muito que minha promessa fosse concretizada, mas não foi. O mestrado acabou em dois anos e meio (passados). O terror de qualquer avaliação de um instituto de universidade pública.

Foi nesse momento, no mestrado, em que olhar cada Caderno de Atenção Básica (CAB), revirar as PNABs (Política Nacional da Atenção Básica à Saúde) pareceu necessário. Rever os documentos normativos e analisar, com ajuda no método de Bardin (2016), o que os técnicos falam sobre grupos. Nisso, fomos avaliar cada palavra *grupo* presente nos 42 cadernos. Posteriormente era avaliado se estavam falando de processos grupais criados ou se o termo referia-se a outra configuração semântica (grupo social, grupo de risco, grupo de vulnerabilidade, grupo fisiológico, grupo categórico e assim vai).

Recém-inserido como docente na UNIFASE, tive apoio de cinco estudantes para terminar esse processo. Foram mais de 1.200 termos *grupos* avaliados, sendo um terço se tratando de propostas grupais.

Neide presenteou-me com o livro *O campo grupal*, de Ana María Fernández, que basicamente balizou a dissertação de mestrado, intitulada *O campo grupal na atenção básica à saúde a partir dos cadernos da atenção primária à saúde*. A partir desse estudo que se torna possível contemplar propostas grupais "competindo" em formatos, finalidades, classificações, modelos mais centrados no saber do profissional da saúde ou menos, modelos mais palestras ou mais participativos, críticas, ressalvas e tanto mais.

Pensamos, então, neste ponto: o que queremos ao fazer grupos, que conduziu a: quando propomos um grupo, o que pretendemos e o que utilizamos como base para a prática?

E aqui, caro leitor, reside o que vem conduzindo minha jornada como professor e pesquisador. Indo por Ana María Fernández (2006): o que fazemos quando criamos grupos?

Para mim, essa caminhada aponta-nos uma prática complexa e cheia de pegadinhas que faz com que a teoria auxilie, no entanto, confunda-nos. Minha pretensão é auxiliar a se fazer grupos sem que esse fazer seja para dar conta de demanda ou apenas um encontro que, mesmo que válido pelo social, possa estar baseado em constructos teóricos oriundos da prática.

Assim, assumirei que, antes de fazer um grupo de alguma coisa, precisamos pensar no que queremos, que objetivos estamos almejando e que, para isso, somente se assumirmos a classificação de finalidades dos grupos é que poderemos ter um arcabouço com métodos que validem nossas inquietações e demandas práticas na saúde.

Claro que vale apontar que aqui estamos falando de grupos quando os criamos, e podemos fazê-los de forma mais participativa ou menos. Assim, não estamos falando dos grupos como fenômeno social, não como algo que surge de forma espontânea. Estamos falando de quando temos intencionalidades em agrupar certas pessoas de forma recorrente. Não são categorias ou classes, mas processos inter-relacionais despertos que podem ser conduzidos de várias formas e com vários objetivos e intencionalidades.

Nesse ponto todo: claro que nem tudo vai ser uma beleza porque fazer grupo é uma prática extremamente difícil e conta com a pluralidade dos participantes e das mais de quatrocentos e vinte e oito bilhões de probabilidades por segundo de que dê algum negócio que seja tão inesperado e tão difícil de lidar que você vai ter desejado ter se formado em Paleontologia. Mas agora, sério: não há uma solução, mas há como preparar melhor e ter um norte mais definido. Quem vai à rua para comprar pão sem dinheiro é sempre mais fácil de voltar sem nada, então pense no livro como aquele bom trocado que te garante uma maior possibilidade de tomar um café bem mais bacaninha. Aproveitem a leitura!

## *Neide*

Assim como Raphael, minha formação na graduação também foi em Psicologia. Só que há muitos e muitos anos. Nem me lembro como foi a abordagem sobre grupos no meu curso. Essa questão começou a inquietar-me e a desafiar-me a partir da minha inserção no campo profissional na área da saúde.

Eu tinha em mente que gostaria de me aproximar de abordagens mais participativas, que considerassem as experiências e o saber das pessoas. Não queria ater-me a transmitir informações. Eu morria de inveja de umas profissionais que atuavam na Secretaria de Saúde, em um núcleo de desenvolvimento de pessoal. Elas expressavam o meu ideal de coordenação de trabalho em grupo, promovendo o engajamento de todos nas discussões: de modo elegante, elas conseguiam puxar os mais tímidos para a conversa e interviam quando alguém monopolizava o debate. Elas conseguiam fazer a escuta, sistematizar as diversas ideias, debater e sintetizar os encaminhamentos... Enfim, tudo parecia fluir muito facilmente.

À medida que me aproximei mais do trabalho dessas profissionais percebi que a condução do grupo não era mera questão de habilidade pessoal e que o grupo não começava ali, com as pessoas reunidas para alguma finalidade. Muita coisa acontecia antes daquele momento da "roda", desde um profundo conhecimento sobre grupos até um minucioso planejamento das atividades, orientadas por objetivos muito bem definidos. Sem contar os horizontes éticos e políticos que moviam a ação, no caso, a congruência com o ideário da Reforma Sanitária.

Aprendi, também, que grupo não quer dizer a mesma coisa para todos. Nem para os autores que falam sobre o tema. A finalidade modela muito o modo como concebemos os grupos: aumentar a produtividade dos trabalhadores, problematizar e refletir sobre determinado assunto, disseminar informações, decidir sobre algo, enfim, conhecer o que diferentes autores dizem sobre grupos parecia um passo importante. Com isso, busquei familiarizar-me com alguns deles, em especial Paulo Freire (que não abordou diretamente grupos, mas dialogia e transformação social) e Pichon-Riviere (cuja proposta, ao final, também prevê a possibilidade de transformação da realidade).

Outro ponto marcante nessa trajetória foi o encontro com uma Educadora (sim, merece o E maiúsculo) chamada Ausonia Donato. Ninguém como ela me parece tão coerente com a proposta educativa à qual se propõe. Ela é o que "prega"!

Vou apenas reproduzir uma história que ela costuma contar e que ilustra a ideia de grupo a partir de um horizonte ético e político: aos 15 anos, quando ainda estudante, foi auxiliar em uma pesquisa com escolares de diferentes camadas sociais e, entre outras perguntas, indagava às crianças sobre o sentido da palavra "surpresa". *Fui no alto da Lapa, em São Paulo, e um menino me respondeu que é 'quando meu pai chega no portão com o motorista e a gente vai ou pra fazenda ou para a casa da praia'. Esse era seu conceito de surpresa. No mesmo dia fui pra periferia e perguntei a mesma coisa, e outro menino me respondeu: 'Surpresa é quando meu pai chega, eu tô no portão e ele traz com um saquinho de pão'".*

Depois de contar essa história, Ausonia (2020) defende a ideia de cidadania, citando o Prof. Milton Santos: "Usuário é a pessoa que passa pela vida e acha que nada tem a ver com ele, é alienado. O consumidor conhece os seus direitos, mas briga individualmente por eles. E o cidadão, segundo Santos, é aquele que conhece todos os direitos, mas enfrenta e briga coletivamente". Nada mais inspirador para guiar-nos quando indagamos "para quê grupos?".

Bem, essa minha história com grupos foi seguindo, com aprendizagens e ensinos que foram se transformando em experiências de vida, e eu nem pensava mais nesses processos até que conheci Raphael, que quis investir nesse tema no mestrado e, já de antemão, com a preocupação de que seu trabalho precisaria ter um sentido prático.

O resultado vocês conhecerão nesta publicação.

# INTRODUÇÃO

Estimado profissional da saúde, este livro tem por objetivo facilitar e auxiliar sua prática ao iniciar alguma atividade em grupo. Nesse caso, pensar em grupo como uma modalidade coletiva e participativa que pode ser desenvolvida com usuários e profissionais de serviços de saúde, moradores de determinado território e outros.

Dessa maneira, percorrendo este pequeno livro você poderá pensar em propostas diversas para se fazer grupos, assim como algumas importantes considerações que estão inclusas na teoria/prática grupal, um passo a passo para criar e realizar a manutenção do processo grupal criado e exemplos que possam auxiliar a colocar essas atividades em prática.

Pensar em grupos a serem criados/instituídos sugere um número bem diverso de finalidades, assim como de variadas demandas e intencionalidades. O que queremos quando propomos um grupo é o grande ponto de partida que indicará objetivo, participantes, maneiras de se realizar um grupo e de se avaliar o processo.

Além disso, outras perspectivas grupais também serão abordadas ao final do livro, como sala de espera, mutirões e demais formações não espontâneas de agrupamentos.

Mesmo que, comumente, tenhamos a visão de se fazer grupos algo próximo à área da Psicologia, sendo dedicado alguns *espaços* dentro das grades de curso, é possível contemplarmos um avanço significativo para outras áreas, principalmente da saúde, tendo um grande número de relatos de experiências de profissionais da Enfermagem, Educação Física, Medicina, Nutrição, Odontologia e outras áreas indicando sua expansão para além do campo *PSI*.

Assim, são levadas em conta as necessidades de diversos profissionais da saúde, assim como de trabalhadores da saúde, no desenvolvimento de práticas coletivas tanto na Atenção Básica (AB) quanto em outros cenários, sejam do Sistema Único de Saúde (SUS) como de espaços privados. Ainda: a própria Política Nacional de Atenção

Básica (PNAB) (2012 e 2017) — documento que guia a proposta da AB — aponta em suas diretrizes a perspectiva coletiva para as ações da equipe da Saúde da Família e demais cenários da AB, visando à prevenção de agravos, assim como a manutenção, a promoção e a reabilitação da saúde.

O apanhado do conteúdo do livro consta de pesquisa e análise documental dos 42 Cadernos de Atenção Básica,[1] documentos normativos voltados para os cuidados desse nível de atenção à saúde, em diálogo com autores com grande peso e importância na temática de grupos e de processo grupal, como Ana María Fernández, Enrique Pichón-Rivière, Silvia Tatiane Lane, Carlos, Zimerman e Osório, entre outros.

A publicação **Grupos na Atenção Básica e outros espaços de saúde** é composta por uma primeira parte, em que se apresenta a importância de se pensar nos grupos, *a priori*, por conta de sua finalidade, coadunando com as necessidades em saúde e o público ao qual se destina. Posteriormente, oito finalidades são apresentadas como possibilidades de se desenvolver formatos grupais, sendo estas: (1) a *pedagógica*, (2) a *psicoterápica*, (3) a *terapêutica*, (4) a *operativa*, (5) a *de apoio/suporte*, (6) a de *convivência/convívio*, (7) a de *geração de renda*, e, por último, (8) *outras perspectivas grupais*, que engloba *atividades físicas*. Todas as finalidades estão de acordo com possibilidades apresentadas dentro da maior parte dos 42 Cadernos de Atenção Básica.

Posteriormente, são apresentados elementos para se iniciar grupos, de forma em que há destaque de itens fundamentais para se iniciar um processo grupal, assim como do desenvolvimento posterior e da condução/manutenção dos grupos. Assim, está marcado entre *antes* e *depois* do início de um grupo. Cada finalidade é trabalhada como possíveis exemplos a serem conduzidos (*se for + uma das oito finalidades*), com exemplificação dos processos em cada tipo grupal.

Em *Ao Coordenador* são apresentadas orientações que podem ser importantes para o processo de condução/coordenação de gru-

---

[1] Ver lista de cadernos no referencial bibliográfico.

pos. Ao final são contemplados elementos que podem atrapalhar um grupo e que devem ser evitados, além de se contemplar a dimensão de participação e processual em contraponto às formas de treinamento ou adestramento. E, ainda: outras possíveis classificações para grupos, outros formatos grupais (*agrupamentos*) e quando se racionaliza o trabalho utilizando grupos para reunir mais pessoas em menos tempo (demanda x necessidade).

Em todo o **Guia** são feitos reforços sobre o fato de os grupos terem uma proposta participativa e toda a estrutura está pensada de forma que seja possível organizar uma proposta grupal e colocá-la em prática, preocupando-se também com sua continuidade e manutenção.

# ETAPA 1

# AJUSTANDO OBJETIVOS, DEMANDAS E PÚBLICO PARA PENSAR NOS TIPOS/ FINALIDADES GRUPAIS

Antes de tudo é preciso pensar no seguinte: em que se baseia a sua intenção de realizar um grupo? Qual finalidade pretende alcançar? Ou seja: é preciso pensar em certos objetivos para pensar quais caminhos podem ser escolhidos.

Sobre a primeira questão é muito importante localizar a pertinência da atividade grupal a partir de um "diagnóstico" das demandas apresentadas. Por exemplo, posso ter muitas ideias sobre trabalhar o tema gravidez na adolescência, mas não sei ao certo o número de adolescentes, quais espaços ocupam ou se esse é, de fato, um problema no território em que atuo frente a demais necessidades.

As finalidades grupais estão relacionadas com o que é pretendido ou colocado como objetivo para acolher a demanda de certo grupo. São as finalidades grupais que reunirão princípios e ferramentas para se compor um MÉTODO que orientará a atividade grupal.

ESCOLHA a FINALIDADE de acordo com a DEMANDA, o OBJETIVO e o PÚBLICO almejados.

Você precisa partir do que é pretendido. É importante pensar o que se quer alcançar. Ou seja: qual é o *objetivo* de se propor tal grupo com base na demanda apresentada/identificada?

Isso posto, vamos ao passo de delimitar quem irá compor ou a quem será oferecida a proposta grupal. É importante pensar em qual será o público a compor o grupo. No entanto quando pensamos, por exemplo, em um "grupo de adolescentes", estamos falando de quem compõe o grupo, o público, e não que tipo de formato será utilizado para trabalhar com essa fase do desenvolvimento.

Pensar no grupo auxilia a pensar em qual finalidade, mas não pode ser utilizado como referência final do que se quer desenvolver em formato grupal.

Resumindo: em primeiro lida-se com **três eixos**: **objetivo**, **demanda** e **público**. Em seguida, qual finalidade se ajusta ao que é pretendido?

Assim:

## FLUXOGRAMA 1: AJUSTANDO OS OBJETIVOS, AS DEMANDAS E O PÚBLICO PARA SE APROXIMAR DA FINALIDADE MAIS ADEQUADA

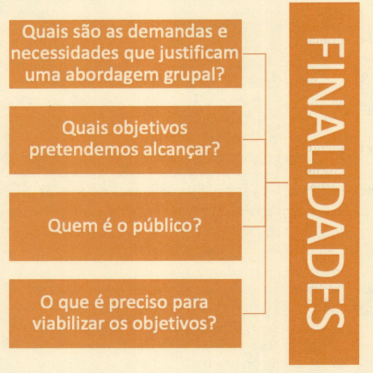

Legenda: aspectos importantes para se aproximar da finalidade mais adequada.
Fonte: os autores

Não é incomum alguém se entusiasmar com alguma técnica grupal ou tema e querer colocá-la(o) em prática. Antes de mais nada é preciso saber se há necessidade que justifique a ação e se essa ação pode ser favorecida se feita grupalmente.

A partir da confirmação da necessidade da ação, definem-se seus objetivos, a delimitação do público à qual se destina e o número de pessoas a serem beneficiadas com a ação. Nesse bojo, outras providências devem ser antevistas, como o modo como esse público será convidado, o local de realização, horários e carga horária. Por exemplo, atividades feitas em horário comercial correm o risco de não contemplarem trabalhadores/as.

Reconhecer o tipo de público também é bastante importante, já que a abordagem deve ser compatível com cada repertório vocabular, valores, afinidade com a temática etc. Um grupo de pessoas idosas tende a ser mais prolixo, sendo necessário destinar um tempo maior para que eles possam se manifestar. Já em um grupo de adolescentes podem surgir muitos termos com os quais os facilitadores podem não estar familiarizados e para os quais devem estar preparados. Não no sentido de saber tudo a respeito desse universo, mas para preverem esses momentos de troca de conhecimentos na proposta.

Ao termos clareza disso tudo, igualmente as finalidades da atividade grupal estarão mais bem definidas.

## AS FINALIDADES OU TIPOS GRUPAIS: MÉTODOS QUE SE ALINHAM COM OS OBJETIVOS PROPOSTOS

A seguir, um breve resumo sobre as finalidades grupais para que seja possível contemplar o que você pretende fazer e o que essa finalidade pode abarcar. Ou seja: o que essa finalidade aponta é compatível com o que eu quero fazer, onde quero chegar?

Claro que é possível que existam outras finalidades, no entanto elas surgem como as principais temáticas recorrentes encontradas nos Cadernos de Atenção Básica.

Importante: em grande maioria não há restrição profissional para condução/coordenação do processo grupal iniciado; apenas quando há alguma necessidade específica, como uma proposta psicoterapêutica que precise da presença de um ou mais profissionais da Psicologia; ou de atividades físicas que necessitam de um profissional dentro de certa especialidade, como um educador físico ou um fisioterapeuta, técnicos em dança e outras possibilidade de arranjo físico; em grupos alimentares/nutricionais, como a presença de um profissional da Nutrição ou outro de acordo com a especificidade indicada. Nos demais casos é possível pensar em um critério pertinente ao que se propõe, sendo, então, viável a composição de profissionais da enfermagem, profissionais de medicina ou odontologia, trabalhadores em saúde dentro de determinado cenário, como cuidadores, técnicos e demais atividades e possibilidades de confecção de equipe, assim como dos citados anteriormente dentro dos grupos com certa especificidade técnica requerida.

## FINALIDADE PEDAGÓGICA

As propostas pedagógicas são utilizadas quando se tem como objetivo processos de ensino e de aprendizagem. Ainda: podem ser utilizadas quando se pretende que os participantes possam aprender, informarem-se e conhecerem diversos assuntos dentro do campo da saúde. Essa finalidade aponta para uma proposta educativa em que se oferta a possibilidade de que os participantes tenham um espectro maior de conhecimentos para auxiliá-los em seus cuidados.

Assim, uma proposta pedagógica deve ser ampla e abarcar diversos temas, como cuidados em doenças crônicas, direitos sexuais, alimentação saudável, autocuidado, direitos e cidadania, cuidados da saúde bucal, entre outros arranjos que visem ampliar o leque de conhecimento para que os participantes possam ter um manejo melhor de sua saúde.

Nos cenários da saúde, os CABs reportam muito o uso de grupos educativos em trabalhos com Hipertensão Arterial, Diabetes e outras doenças crônicas, como as Doenças Pulmonares Crônicas Obstrutivas (DPOC), o tabagismo e outras substâncias psicoativas, alimentação, qualidade de vida e rotinas. Também são abordados temas como direitos sexuais e reprodutivos, questões pertinentes à cidadania e os desafios de estágios do desenvolvimento humano (envelhecimento, adolescência e infância, por exemplo), planejamento familiar, pré-natal, cuidados na infância e outros.

Há também uma grande afinidade com temas referentes à adesão a tratamentos, à vinculação e à confiança com a equipe e/ou unidade de saúde, ao autocuidado, à corresponsabilização do cuidado e ao engajamento dos participantes com sua própria saúde.

No tocante às finalidades pedagógicas, é importante lembrar as diferentes perspectivas que podem ser abordadas: tradicional, comportamental e crítica-problematizadora.

A pedagogia tradicional, hegemônica na maior parte das ações educativas, é baseada primordialmente no processo de transmissão de informações. Desse modo, valoriza-se a transmissão de conteúdos, definidos por alguém que "conhece" o tema, para um outro alguém que "não o conhece". Em geral, esses conteúdos giram em torno de conhecimentos técnicos sobre doenças e estilos de vida. Por exemplo, o controle de diabetes com base no conhecimento de dietas alimentares. A crítica a esse modelo é que, ao focalizar conteúdos, acabam ficando de fora os sujeitos envolvidos no processo educativo.

A pedagogia comportamental, conhecida também como condicionamento, visa promover mudanças no comportamento dos sujeitos a partir de estímulos, recompensas e punições, visando modelar determinado comportamento. Por exemplo, a aplicação de multas para aqueles que não utilizam o cinto de segurança é um modo de condicionar motoristas a fazerem uso do dispositivo. Tal modelo encontra críticas no fato de que, no caso, a utilização do dispositivo não visa necessariamente à segurança, mas o temor da multa.

A proposta da pedagogia crítica e problematizadora, ao contrário das anteriores, envolve processos em que tanto educadores quanto educandos aprendem e ensinam. No caso da saúde, ao invés de prescrever modos de vida ou de lançar muitas informações médicas, valoriza-se a leitura da realidade dos educandos e as capacidades e possibilidades de cuidarem da sua saúde. A partir do diálogo, profissionais e pacientes podem acordar o melhor modo de controle da doença, balizados no contexto cultural, nas possibilidades econômicas e mesmo nas preferências dos pacientes. O próprio termo "paciente" tem recebido críticas, pois reforça a ideia de passividade.

É muito conhecida a imagem que Paulo Freire — referência na pedagogia crítica e problematizadora —, fazia da pedagogia tradicional, que ele denominou de "educação bancária". Para ele, o educando torna-se um mero depósito de informações. Nessa modalidade pedagógica pressupõe-se que ao transferir informações adequadas, o educando é capaz de garantir o seu cuidado à saúde. Se esse cuidado não ocorre, como a não adesão a dietas alimentares, ele é considerado "culpado" pelo fracasso.

Maneiras mais participativas e que visam a um diálogo são consideradas bem-vindas para que se possa garantir que não estejam apenas apontando o conhecimento científico de forma verticalizada, sem que se tenha um processo em que os participantes possam apresentar suas dificuldades, discutir possibilidades e limites à adesão ao tratamento e ao autocuidado.

**Quem pode conduzir/coordenar?** Qualquer profissional da saúde com base no diagnóstico das necessidades do público com o qual se pretende trabalhar e nos conhecimentos básicos sobre condução de processos pedagógicos. Um bom planejamento também é fundamental, incluindo, além das estratégias previstas, as formas de avaliação do processo.

## RESUMO

**Finalidade**: *educativa*, *informativa* e de *conhecimento*.

**Objetivos:** possibilitar a adesão aos tratamentos, ao autocuidado, à vinculação, ao engajamento e à corresponsabilização do cuidado.

- **Tradicional** (transmissão de informações).
- **Comportamental** (mudança de hábitos e atitudes).
- **Crítica e problematizadora** (dialogicidade, transformação).

**Utilizações mais comuns:**

- Cuidado e acompanhamento de pessoas que convivem com hipertensão arterial.
- Cuidado e acompanhamento de pessoas que convivem com diabetes.
- Cuidado e acompanhamento de pessoas que convivem com Doenças Pulmonares Crônicas Obstrutivas (DPOC).
- Cuidado e acompanhamento de pessoas que convivem com outras doenças crônicas.
- Cuidado e acompanhamento de tabagismo e uso de substâncias psicoativas.
- Temáticas referentes a alimentação.
- Cuidado e acompanhamento de pessoas que convivem com obesidade.
- Temáticas referentes a qualidade de vida e rotinas.
- Temáticas referentes os direitos sexuais e reprodutivos.
- Temáticas referentes aos cuidados da saúde bucal.
- Temáticas referentes a questões pertinentes a cidadania e contextos sociais.
- Temáticas referentes a desafios de estágios do desenvolvimento humano (envelhecimento, adolescência e infância, por exemplo).
- Desenvolvimento de estratégias de planejamento familiar.
- Desenvolvimento de estratégias do pré-natal.
- Desenvolvimento de estratégias sobre amamentação.
- Desenvolvimento de estratégias para cuidados na infância e outras.

## Colocando a finalidade Pedagógica em ação

Essa finalidade tem grande relação com possibilitar um maior repertório de conhecimento acerca da saúde, de hábitos e rotinas, assim como de possíveis elementos que possam ser nocivos à saúde. Parte-se do pressuposto de que os encontros devem ter um espaço de informações e temáticas bem definidas, assim como um diálogo com os participantes.

Esses grupos tendem a ser temáticos, mas é sempre importante avaliar o quê e o quanto os pacientes querem saber, quais são as principais dúvidas, questionamentos e outros elementos que possam surgir nos encontros, não os *enrijecendo* por conta do que foi posteriormente estabelecido como tema e subtemas para os encontros.

A perspectiva de ser temático é bem recorrente e pode ser bem explorada. Por exemplo, em um *grupo de gestantes*, os temas relacionados ao período gestacional, às questões de papéis, aos cuidados antes e depois do nascimento do bebê, podem ser uma boa ideia. Assim, parte-se de um **tema principal** e vão sendo elaborados encontros em que **subtemas** vão sendo trabalhados.

Visa-se que as pessoas possam sanar suas dúvidas, pensar em rotinas, aderirem mais aos cuidados e terem ter uma gestão de saúde melhor (para as pessoas).

Um grande questionamento em relação a esse formato é que ele tende a ser um dos que mais se centraliza nos profissionais da saúde e abre poucas "janelas" de diálogo. É importante sempre pensar em formatos que possam gerar mais participação das pessoas, como jogos, dinâmicas, conversas abertas (roda de conversa), solução de problemas, problematizações etc.

Em um grupo de alimentação, por exemplo, pode ser interessante trabalhar o conhecimento de quem participa, leituras de rótulos, construção de livros de receitas saudáveis, saquinhos com equivalente em açúcar nos alimentos e outras possibilidades.

Observação: trabalhar com informações e aprendizado pode ser algo que vai tanto de algo mais descritivo e pela fala quanto por algo interativo e criativo. Ousem! A criatividade é essencial para que os encontros não sejam reduzidos a uma pequena sala de aula em que apenas os profissionais falam ou sabem. Troquem saberes!

Exemplo:

**Quadro 1 – Grupo de gestantes – Tema "O processo da gestação ao puerpério" – Primeiros cinco encontros – Possibilidades de trabalho com finalidade pedagógica**

| Encontro 1 | Encontro 2 | Encontro 3 | Encontro 4 | Encontro 5 |
|---|---|---|---|---|
| O que já foi abordado no guia para o primeiro encontro **+Subtema 1** "A pessoa gestante". | **Subtema 2** "Como me cuidar durante o período gestacional?". | **Subtema 3** "Normal da gestação". | **Subtema 4** "Quando a gente pensa no futuro" (interface com expectativas e anseios). | **Subtema 5** "Quando o bebê nascer". |
| **Estratégia** Dinâmicas, vídeos, textos, jogos, trabalho com recorte e colagem, confecção de desenhos, roda de conversa. | **Estratégia** Dinâmicas, vídeos, textos, jogos, trabalho com recorte e colagem, confecção de desenhos, roda de conversa. | **Estratégia** Dinâmicas, vídeos, textos, jogos, trabalho com recorte e colagem, confecção de desenhos, roda de conversa. | **Estratégia** Dinâmicas, vídeos, textos, jogos, trabalho com recorte e colagem, confecção de desenhos, roda de conversa. | **Estratégia** Dinâmicas, vídeos, textos, jogos, trabalho com recorte e colagem, confecção de desenhos, roda de conversa. |

Fonte: os autores

Observação: SEMPRE é possível modificar os encontros a partir da experiência vivenciada em uma reunião do grupo. Quanto mais forem inseridos elementos que são de interesse de quem participa, melhor (*ver sobre estabelecer encontros prévios ou adaptar por encontro p.* 71).

> Quer saber mais sobre a finalidade pedagógica?
>
> link 1 – Grupos de educação em saúde – https://moodle.ead.fiocruz.br/modulos_saude_publica/sus/files/estante04.html
>
> link 2 – Grupos de educação em saúde nas Unidades Básicas de Saúde: Concepções de quem faz – https://app.uff.br/riuff/bitstream/handle/1/3998/Priscila%20da%20Silva%20Matias.pdf;jsessionid=B210E3B689AEE5C7E59534339E5E2B47?sequence=1

## FINALIDADE PSICOTERÁPICA

As propostas psicoterápicas são utilizadas quando se tem como objetivo a especificidade de trabalho dentro de questões que emergem dos participantes, seja de suas experiências de vida como questões-problema e outras esferas relacionadas a questões psicológicas.

Nessa finalidade tem-se como objetivo um processo de *insight*, que está relacionado aos processos psicodinâmicos em que se reconhece situações de vivência. Há certa frustração em sua detecção e posteriormente são trabalhadas novas possibilidades, novas relações e o próprio fenômeno que é trazido à tona.

Geralmente são utilizados quando há uma dimensão de *sofrimento psíquico* e há o uso de grupos para que seja possível certo acolhimento e o surgimento de vínculos interpessoais.

Essa finalidade está intimamente relaciona à atuação de profissionais da Psicologia, sendo também possível que dimensões de cuidados em Saúde Mental apontem para outros profissionais pertinentes a esse manejo, como Enfermagem, Psiquiatria, Serviço Social, Terapia Ocupacional e outras formações específicas dentro do campo da Saúde Mental. Porém é necessário que se tenha a participação preferencial de profissional da Psicologia como psicoterápico e de trabalhadores da saúde ligados à Saúde Mental quando nessa segunda condição.

Nessa dinâmica, os participantes levam suas questões pessoais ao grupo e elas são trabalhadas com o condutor do grupo e com a participação dos outros participantes. É necessário que mediações sejam feitas tanto ao indivíduo que declara algo como aos participantes que se envolvam no processo, assim como a gestão das dinâmicas relacionais do processo iniciado.

Há uma gama diversa de possibilidades de se conduzir um grupo psicoterápico como a base cognitivista, comportamental, fenomenológica Gestalt, psicanalítica, psicodrama e outras mais.

**Quem pode conduzir/coordenar?** É preciso que o grupo seja conduzido por um profissional de Psicologia, membro de uma equipe ou profissional que dê apoio à equipe de saúde.

## RESUMO

**Finalidade:** *psicoterápica, redução* de *sofrimento psíquico*.

**Objetivos:** desenvolver um espaço em que sejam trabalhadas questões individuais em grupo, focando na percepção de maneiras de se viver e em mudanças possíveis, além de ter uma relação com melhoria de sofrimento psíquico.

**Mais comuns:**

- Questões pertinentes à manutenção da Saúde Mental.
- Situações de uso abusivo de álcool e outras drogas (substâncias psicoativas).
- Situações de sofrimentos psíquicos.
- Situações de sofrimentos relacionais.

**Bases psicoterápicas mais comuns em grupos:**

- Base cognitivista e/ou comportamental.
- Base psicanalítica.
- Base existencial-humanista.
- Teoria sistêmica.

## Colocando a finalidade psicoterápica em ação:

Nesse tipo de finalidade é importante que pelo menos um dos coordenadores seja um profissional da Psicologia. Esse profissional irá definir uma forma de conduzir o encontro psicoterápico de acordo com uma base condutora da Psicologia. Assim, poderá ser um grupo orientado pela perspectiva cognitiva, comportamental, fenomenológica, psicanalítica, psicodrama e demais bases sistemáticas psicológicas.

Tende-se a trabalhar as demandas vindas dos participantes, sendo os coordenadores figuras que precisam acolher, desenvolver o processo psicodinâmico e dar possibilidade para que os outros participantes colaborem, garantindo a fluidez e a não monopolização de fala.

Pensa-se em um recorte psicoterápico em que vários participantes externalizam suas angústias e seus anseios e são relacionados ao(s) coordenador(es) e outros participantes. Nesse caso, a dinâmica é muito mais estabelecida pelo que os participantes levam ao grupo e como os diálogos são trabalhados do que pelas possibilidades previstas anteriormente.

---

Quer saber mais sobre a finalidade psicoterápica?

link 1 – O grupo psicoterapêutico no CAPS – https://www.scielo.br/j/csc/a/bSm39654WVZ743sSk5Swxqh/

link 2 – O grupo psicoterapêutico como dispositivo para a Saúde Mental e inserção social – https://abrapso.org.br/siteprincipal/images/Anais_XVENABRAPSO/196.%20o%20grupo%20psicoterap%CAutico%20como%20dispositivo%20para%20a%20sa%DAde%20mental%20e%20inser%C7%C3o%20social.pdf

---

## FINALIDADE TERAPÊUTICA

As propostas terapêuticas são utilizadas quando se tem como objetivo a eliminação de sintomas e o desenvolvimento de comportamentos mais saudáveis, além da melhoria de alguma situação de adoecimento dos participantes.

Há a perspectiva de foco e que os participantes ajudem-se mutuamente, com a presença de profissionais da saúde que auxiliem e conduzam um tratamento ou cuidado.

É importante salientar que elementos psíquicos estarão presentes, no entanto há o plano principal focado nas questões da condução de um tratamento terapêutico direcionado a questões patológicas de origem organicistas.

Pensar em uma condução de tratamentos de uma mesma condição ou que seja próxima para pessoas em um formato grupal compreende-se que ao se trabalhar esse *foco* vão sendo desenvolvidos um processo de ajuda mútua e uma perspectiva de apoio e de acolhimento na condução desse processo terapêutico.

Ter o foco em alguma condição a ser tratada é extremamente importante. Assim, os recortes terapêuticos estarão aliados a *enfocar* cuidados em grupo para uma condição patológica igual ou semelhante.

*Observação*: pensar em grupo *terapêutico* abrange perspectivas diversas na literatura (Fernandes, 2003; Osório, 2008; Zimerman; Osório, 1997), desde o próprio princípio *psico*terápico, como também a perspectiva de *autoajuda*. No entanto pensar essa finalidade proposta aqui no *livro* perpassa pela leitura e pela análise dos Cadernos de Atenção Básica, em que há, além de um grupo que possa ser educativo, um grupo psicoterápico, um grupo operativo (que será apresentado a seguir) e um grupo de apoio (idem ao anterior), além de uma condução específica para condições orgânicas, que geralmente está associada ao acompanhamento individual, em uma linha de cuidado e um projeto criado especificamente (Projeto Terapêutico Singular [PTS]).

**Quem pode conduzir/coordenar?** Qualquer profissional da saúde, sendo possível uma composição que contemple as demandas propostas adequadas à formação da equipe ou dos colaboradores que possam apoiar esses profissionais da saúde.

## RESUMO

**Finalidade**: *condução de tratamento* ou *cuidado de certa patologia orgânica*.

**Objetivos:** desenvolver um espaço de ajuda mútua em que possam ser trabalhadas possíveis situações de adoecimento ou de incremento de saúde em seu desdobramento de cuidado e tratamento para pessoas em grupo.

**Mais comuns:**

- Cuidado e acompanhamento de pessoas que convivem com hipertensão arterial sistêmica e outras condições cardíacas.
- Cuidado e acompanhamento de pessoas que convivem com diabetes.
- Cuidado e acompanhamento de tabagismo e/ou uso de substâncias psicoativas.
- Cuidado e acompanhamento de pessoas que convivem com feridas.
- Cuidado e acompanhamento de pessoas que convivem com obesidade e outros problemas nutricionais.
- Estratégias de adesão ou desmame de medicamentos.
- Cuidado e acompanhamento de pessoas que convivem com alguma doença ou agravo em específico.
- No uso de práticas integrativas e complementares (PICs).
- Terapia integrativa.
- Cuidado e acompanhamento de pessoas que convivem com doenças de caráter crônico, entre outras.

## Colocando a finalidade terapêutica em ação:

Ao se pensar em uma dinâmica terapêutica aponta-se para o cuidado de uma condição de saúde que deve ser trabalhada de forma continuada. Visa-se à melhoria das condições de vida das pessoas e o acompanhamento desse processo. Trabalhando em grupo, as pessoas podem sentir apoio e compartilhar vivências, além de poderem se sentir acolhidas quando há questões em comum que geram dificuldades, dúvidas e demais aspectos subjetivos.

Trabalhar com pessoas que precisam aderir a um tratamento e irem gradativamente realizando o cuidado necessário é o ponto principal dessa perspectiva.

Exemplo:

**Quadro 2 – Grupo cuidando da gente – Grupo focado em pessoas que convivem com diabetes e hipertensão arterial sistêmica, além de questões alimentares, rotina e tabagismo – Primeiros cinco encontros**

| Encontro 1 | Encontro 2 | Encontro 3 | Encontro 4 | Encontro 5 |
|---|---|---|---|---|
| O que já foi abordado no guia para o primeiro encontro + **Subtema 1** "Somos mais do que doenças". | **Subtema 2** "Por que usamos medicamentos?" | **Subtema 3** "Como a alimentação é importante e desafiadora". | **Subtema 4** "O que acontece quando nos exercitamos? Vamos tentar?". | **Subtema 5** "Reduzir o uso de tabaco é desafiador". |
| **Estratégia** Dinâmicas, vídeos, textos, jogos, trabalho com recorte e colagem, confecção de desenhos, roda de conversa. | **Estratégia** Dinâmicas, vídeos, textos, jogos, trabalho com recorte e colagem, confecção de desenhos, roda de conversa. | **Estratégia** Dinâmicas, vídeos, textos, jogos, trabalho com recorte e colagem, confecção de desenhos, roda de conversa. | **Estratégia** Dinâmicas, vídeos, textos, jogos, trabalho com recorte e colagem, confecção de desenhos, roda de conversa. | **Estratégia** Dinâmicas, vídeos, textos, jogos, trabalho com recorte e colagem, confecção de desenhos, roda de conversa. |

Fonte: os autores

---

Quer saber mais sobre a finalidade terapêutica?

link 1 – Grupos de tabagismo de Unidades Básicas de Saúde ajudam fumantes a deixar o vício – https://spdm.org.br/noticias/saude-e-bem-estar/grupos-de-tabagismo-de-unidades-basicas-de-saude-ajudam-fumantes-a-deixar-o-vicio/

link 2 – Grupo de hipertensos: o perfil dos participantes e a influência no controle da hipertensão – https://rbmfc.org.br/rbmfc/article/view/365/267

## FINALIDADE OPERATIVA

As propostas operativas são utilizadas quando se tem o objetivo de aprendizagem dentro de um enfoque específico.

Os Grupos Operativos (GO) estão baseados em uma nova elaboração de conhecimentos, de relações, de questionamentos e sínteses a partir da troca de experiências entre os membros do grupo com base em uma tarefa estabelecida.

A característica significativa dessa finalidade está em visar ao aprendizado pelo compartilhamento e pela troca de experiências a partir de uma tarefa (uma temática ou foco específico a ser trabalhado) a ser pensada e resolvida. Assim, há íntima relação com um fazer grupal problematizador e participativo. Pichon partia de uma noção de *adaptação ativa à realidade* (Fernandes, 2010; Pichon-Rivière, 2005; Raia, 2020; Zimerman; Osorio, 1997).

As tarefas devem ser direcionadas a um tema a ser trabalhado e há a perspectiva de dar continuidade, em cada encontro, ao tema selecionado, e se trabalhar alguma situação ou alguma proposta com relação à tarefa. Assim, a tarefa é trabalhada em cada encontro, mas de forma continuada (Pichon-Rivière, 2005; Raia, 2020).

Os GOs estão intimamente relacionados a Enrique Pichon-Rivière, seu criador, e sua proposta dialética é de que os encontro nos grupos estão ligado diretamente às experiências do núcleo primário de socialização e a possibilidade de testar papéis nesse processo produzido nos grupos. Ainda, é pensado um projeto cuja finalidade seja colocar para além dos grupos o que é trabalhado a partir das inter-relações e dos aprendizados.

É preciso que o grupo reflita sobre a tarefa em questão, além de agir, por conseguinte, tendo o encontro como um espaço seguro de ensaio para mudanças.

Ao se trocar experiências sobre uma situação levada em conta em um encontro, os participantes podem aprender novas formas ou podem dar-se conta de sua autonomia, proporcionando-lhes a capacidade de realizarem mudanças e ajustes em suas vidas.

Se o grupo *psicoterápico* está relacionado ao falar sobre suas questões e, assim, empreender percepções e desdobramentos desse *insight*, no GO há um movimento em que a aproximação do protagonismo e da autonomia são agentes que podem propor as mudanças relacionadas às questões de vida, sendo um movimento diferente ou até oposto ao *psicoterápico*.

É importante que, nesses grupos, os coordenadores estejam atentos ao enfoque temático ou à tarefa definida, que pode ser direcionada tanto em cuidados com relação a alguma condição crônica, como também de perspectivas de gênero, do momento do desenvolvimento humano, de autocuidado, de adesão a algum tratamento ou medicamento, de alimentação e qualidade de vida, e outros mais.

Outro conceito importante de Pichon-Rivière é o Esquema Conceitual Referencial Operativo (ECR). Há uma perspectiva de elementos internos, como a *verticalidade*, referente ao que é apontado da vida pessoal de cada membro participante, e a *horizontalidade*, que se dá na história do grupo em seu processo. São elementos que se fundem no processo operativo de Pichon-Rivière (Pichon-Rivière, 2005; Lucchese; Barros, 2002).

*Observação*: alguns coordenadores apontam a cada encontro tarefas diferentes que sejam ligadas à primária estabelecida; já outros dão maior *elasticidade* ao que se é trabalhado em cada encontro, ou seja, vão sendo menos *atarefados* por cada encontro.

*Observação II*: não é um grupo para se ensinar, mas um grupo em que o processo grupal possa gerar aprendizado, sendo uma forma ativa de aprendizagem, nesse caso, voltado para a saúde.

**Quem pode conduzir/coordenar?** Qualquer profissional da saúde, sendo possível uma composição que contemple as demandas propostas adequadas à formação da equipe ou dos colaboradores que possam apoiar esses profissionais da saúde.

## RESUMO

**Finalidade:** *aprendizado, troca, apoio, autonomia* e *protagonismo* para *além do grupo*.

**Objetivos:** aprendizado com base em uma proposta que gere um processo grupal que promova autonomia e que seja como um "ensaio", para se realizar no dia a dia, fora do grupo, as mudanças necessárias abordadas dentro do tema estabelecido, nesse caso chamado de *tarefa*. As trocas de experiências, o apoio mútuo ou as divergências são os elementos fundamentais para que seja possível operacionalizar modificações na vida dos participantes.

**Mais comuns:**

- Temáticas pertinentes a questões de gênero.
- Temáticas pertinentes a questões das etapas do desenvolvimento humano.
- Temáticas pertinentes a questões de autocuidado.
- Temáticas pertinentes a questões e cuidados de doenças crônicas em geral.
- Temáticas pertinentes a questões e cuidados com hipertensão.
- Temáticas pertinentes a questões e cuidado com diabetes.
- Temáticas pertinentes a questões e cuidado com tabagismo,
- Temáticas pertinentes a questões e cuidado com alimentação.
- Temáticas pertinentes a questões e cuidado com Saúde Mental.
- Temáticas pertinentes à autoestima.
- Temáticas pertinentes à qualidade de vida.
- Temáticas pertinentes à autonomia.
- Troca de experiências, entre outros.

## Colocando a finalidade operativa em ação:

O grupo operativo tem como característica um processo de vinculação entre os participantes e o coordenador ou coordenadores, configurado no fato de os próprios participantes levarem as questões para o grupo e a horizontalidade como as experiências são acolhidas. Assim, tende a ser um grupo de compartilhamento de experiências e vivências, de maneiras de se resolver situações e demais possibilidades dentro do relato individual, que são dimensionadas para os participantes.

Assim, relaciona-se a uma tarefa presumindo um ponto principal ou um elemento a ser trabalhado. Pichon-Rivière (2005) sugere que haja uma vivência nos grupos que remonta ao grupo primário — aquele primeiro grupo vivido, sendo aquele que compõe a infância da pessoa —, podendo ser vivenciados papéis novos ou novas possibilidades nos papéis anteriormente vivenciados em certa partilha. Seu enfoque é que o participante saia do grupo com autonomia, ou seja, o grupo deve ser um espaço de teste seguro, mas seu objetivo é operacionalizar nas vidas das pessoas as mudanças necessárias vivenciadas no processo grupal.

Para Pichon (2005), a primeira parte dos encontros, em que ainda estão sendo incorporadas as dinâmicas e as relações entre os participantes, seria referente a uma pré-tarefa. Ou seja, anterior a um momento em que os vínculos e os papéis estão em vigência. Nesse primeiro momento, os participantes se conhecem e vão tecendo relações.

A tarefa seria um momento em que a vinculação permite maior dimensão de compartilhamento e de experimentações. Já o projeto seria o momento final, em que os participantes decidem utilizar as mudanças abordadas em suas vidas.

Se em um grupo psicoterápico os participantes, ao exporem suas angústias, acabam tendo uma nova perspectiva acerca das questões percebidas, o que auxilia em sua autonomia, no grupo operativo as experiências fazem os pacientes desenvolverem uma percepção sobre eles diferente da de quando iniciaram, com uma ideia de si mesmos mais fortalecida, o que os ajuda a lidarem com os problemas e as questões do mundo, sendo, no final, algo terapêutico.

Assim, para organizar um grupo é preciso que se tenha noção como será o início das dinâmicas e das relações quanto à pré-tarefa, possibilitando conhecimento e maior aproximação dos participantes. Posteriormente, o ponto escolhido é trabalhado de forma mais intensa. Ao final, os participantes já devem estar fazendo mudanças em suas vidas e devem ser incentivados a continuarem esse processo de forma autônoma (por exemplo: os membros encontrarem-se sem a presença dos coordenadores).

Alguns entendem que a tarefa deve ser entendida como um gatilho para cada encontro, no qual os participantes devem reconhecer o desafio, pensar em possibilidades e, então, encerrá-lo. Isto é, há uma tarefa global e em cada encontro uma dimensão a ser trabalhada. Geralmente, parte-se daquilo que os participantes querem dar continuidade em novos encontros, de forma que, quanto mais eles vislumbram o projeto, mais eles tomarão as rédeas do processo.

Outros entendem a tarefa como o que irá conduzir o grupo como um todo, não sendo necessário que a cada encontro tenha-se um elemento a ser resolvido ou pensado. Assim, temas diversos podem ser trabalhados, mas sem a necessidade ativa para cada encontro.

Nesse tipo de grupo, quanto mais os envolvidos participarem e dialogarem, melhor. Desse modo, não se busca apenas o aprendizado dos participantes de acordo com o que os coordenadores ensinam, mas que o grupo possa ser o aprendizado e relacioná-lo aos talentos, às potencialidades, às experiências e a outros componentes singulares das pessoas, que podem estar enfraquecidos e afetando a sua autonomia.

Exemplo:

**Quadro 3 – Grupo das mulheres – Grupo voltado para elementos ligados ao feminino em perspectiva de autonomia – Primeiros cinco encontros – Possibilidades de trabalho com finalidade operativa**

| Encontro 1 | Encontro 2 | Encontro 3 | Encontro 4 | Encontro 5 |
|---|---|---|---|---|
| O que já foi abordado no guia para o primeiro encontro + **Subtema 1** "Ser mulher é o quê? Como resolvemos tantas coisas: situação e quando a gente se atrasa, o que fazemos?". | **Subtema 2** "A gente cuida e quem cuida da gente: o seu dia de diva seria como? Como fazer?". | **Subtema 3** "Como a alimentação é importante e desafiadora". | **Subtema 4** "Olhar-se no espelho". | **Subtema 5** "Quando eu penso em ser forte o que me vem à cabeça? Como vocês fariam em uma situação desafiadora?". |
| **Estratégia** Dinâmicas, vídeos, textos, jogos, trabalho com recorte e colagem, confecção de desenhos, roda de conversa. | **Estratégia** Dinâmicas, vídeos, textos, jogos, trabalho com recorte e colagem, confecção de desenhos, roda de conversa. | **Estratégia** Dinâmicas, vídeos, textos, jogos, trabalho com recorte e colagem, confecção de desenhos, roda de conversa. | **Estratégia** Dinâmicas, vídeos, textos, jogos, trabalho com recorte e colagem, confecção de desenhos, roda de conversa. | **Estratégia** Dinâmicas, vídeos, textos, jogos, trabalho com recorte e colagem, confecção de desenhos, roda de conversa. |

Fonte: os autores

Quer saber mais sobre a finalidade operativa?

link 1 – A importância dos grupos operativos na Atenção Primária à Saúde – https://periodicos.ufjf.br/index.php/aps/article/view/33841#:~:text=Os%20grupos%20operativos%20s%C3%A3o%20uma,espec%C3%ADficos%20que%20estimulam%20o%20autocuidado.

link 2 – Grupo operativo Saúde na melhor idade – https://saudedapessoaidosa.fiocruz.br/grupo-operativo-saude-na-melhor-idade

## FINALIDADE DE APOIO

As propostas de apoio são utilizadas quando se tem como objetivo auxiliar ou garantir algum suporte de variadas ordens para pessoas em vulnerabilidade. Assim, estão intimamente relacionadas a ações em que se priorize o fato de que a experiência no processo grupal garanta maior possibilidade de reduzir vulnerabilidades, acolher e garantir ajuda mútua e apoio social, tanto entre os participantes quanto pelas figuras dos coordenadores e de produtos oriundos do processo.

Geralmente, a perspectiva de apoio é denominada de *autoajuda* ou de *ajuda mútua*, e é bem caracterizada e lembrada por grupos como os *Alcoólicos Anônimos (AA)* ou os *Narcóticos Anônimos (NA)*, em que são trabalhadas as experiências dos participantes em seu processo de redução ou abstenção ao uso de substâncias psicoativas.

É um modelo muito utilizado no Centros de Atenção Psicossocial (CAPS) para se trabalhar vulnerabilidades diversas, como as já mencionadas, como também as vulnerabilidades social, econômica, segregatória, relacionadas a estigmas e outras mazelas dentro de uma fragilidade momentânea ou contínua.

Nesse tipo de grupo, estar entre outras pessoas e poder revelar dificuldades, alegrias, inseguranças e tantos outros elementos subjetivos e ser acolhido por outros com trocas de experiências e afeto são elementos muito significativos.

A finalidade de apoio também tem o objetivo de aliviar o sentimento de solidão e de isolamento social. Ou seja, há o enfoque no apoio emocional e a garantia de que se tenha um envolvimento grupal de acolhimento e compreensão. É preciso compartilhar vivências e haver aceitação do grupo ao que é revelado. A perspectiva de se criar uma rede de apoio é extremamente significativa nesses espaços, por isso as equipes dos Núcleos de Apoio à Saúde da Família devem (em finalidades de suporte ou apoio):

> Desenvolver ações que garantam a escuta dos usuários; incentivar e contribuir no processo de fortalecimento da autonomia e da organização pessoal dos usuários;

> apoiar os usuários na construção e ressignificação de seu projeto de vida; criar espaços grupais que possibilitem a construção de relações humanizadoras e socializadoras por meio de trocas de experiências e construção de rede apoio. (Brasil, 2010c, p. 90).

Raia (2020, p. 95) aponta que nos Cadernos de Atenção Básica, o apoio nos grupos está intimamente vinculado às "situações de vulnerabilidade e com necessidades de uma atenção e aproximação maior, evocando essa dimensão de estabelecimento de uma rede de apoio", e que essa vinculação possa "reduzir sofrimentos e oferecer um espaço de pertencimento, enfrentamento e ajuda".

São propostas que podem contemplar também familiares, cuidadores ou outros agentes envolvidos no processo de cuidado dos participantes-alvo, como um trabalho com familiares de pacientes de um CAPS álcool e outras drogas.

**Quem pode conduzir/coordenar?** Qualquer profissional da saúde, sendo possível a composição que contemple as demandas propostas e adapte-se à composição da equipe ou dos colaboradores que possam auxiliar os profissionais da saúde. É muito comum que grupos de apoio contem com alguma pessoa que já tenha vivenciado a mesma situação de vulnerabilidade como facilitador.

## RESUMO

**Finalidade:** garantir *apoio* e *suporte social*, assim como *ajuda mútua*.

**Objetivos:** permitir que os participantes sejam acolhidos, criem laços e vínculos, para que se sintam apoiados, compreendidos e aceitos, e, também, que compartilhem no grupo seus anseios, medos, angústias, dificuldades, alegrias, projetos e outras demandas.

**Mais comuns:**

- Cuidado e acompanhamento de pessoas que fazem/faziam uso de substâncias psicoativas.

- Cuidado e acompanhamento de pessoas em vulnerabilidade social.
- Cuidado e acompanhamento de pessoas em vulnerabilidade econômica.
- Cuidado e acompanhamento pessoas em situações de emergências ou desastres naturais.
- Temáticas e estratégias para populações, comunidades e outros aspectos comunitários.
- Cuidado e acompanhamento de pessoas em tratamentos ou cuidados em saúde.
- Cuidado e acompanhamento de pessoas em situação de rua.
- Cuidado e acompanhamento de populações vulneráveis.
- Cuidado e acompanhamento de pessoas em isolamento social e outros aspectos ligados a situações de vulnerabilidade.

## Colocando a finalidade de apoio/suporte em ação:

Os grupos de apoio/suporte são ligados a alguma temática específica, sobre a qual os participantes podem contar relatos, trocar experiências, sentir apoio e vinculação, assim como garantir que esse espaço lhes proporcione uma esfera de apoio social.

Esses temas vinculam-se a questões de vulnerabilidades diversas, por isso o desenvolvimento do grupo deve ser pensado de acordo com as principais necessidades correlatas a uma situação de fragilidade, podendo ser social ou econômica, relacionada a estigmas, dificuldades de manejo de rotinas, expectativas da gestação e puerpério, convívio com a redução ou a abstenção de substâncias psicoativas, grupos minoritários estigmatizados por questões de gênero, perspectivas de cidadania, questões raciais etc. Assim, deve-se criar um espaço de fala e de acolhimento, que traga relações significativas entre os participantes.

É muito comum que algumas pessoas com experiência na temática ou de referência dos participantes possam fazer cursos de capacitação como facilitadores, para falarem com propriedade e fazerem conduções pertinentes às necessidades apresentadas pelos participantes. Eles também podem ajudar nas discussões e nas mediações, assim como no acolhimento aos participantes (Silva; Knobloch, 2016).

É importante observar que é necessário ouvir e acompanhar o processo que está sendo criado. Assim, o que o grupo vai trazendo como relevante e necessário deve ir moldando o caminho dessa proposta grupal. É preciso sempre pensar e como o grupo pode servir como base de apoio para as pessoas para que elas possam reduzir sua vulnerabilidade e/ou fragilidade, apoiando-se mutuamente.

Exemplo:

**Quadro 4 – Grupo dos camaradas – Grupo de apoio para pessoas em situação de rua – Primeiros cinco encontros**

| Encontro 1 | Encontro 2 | Encontro 3 | Encontro 4 | Encontro 5 |
|---|---|---|---|---|
| O que já foi abordado no guia para o primeiro encontro + **Subtema 1** "Quando a gente se apoia: falaí rapaz". | **Subtema 2** "Acolhendo, apoiando e falando". | **Subtema 3** "O que te angustia?". | **Subtema 4** "Guia fica esperto". | **Subtema 5** "Em que a gente pode se apoiar?". |
| **Estratégia** Dinâmicas, vídeos, textos, jogos, trabalho com recorte e colagem, confecção de desenhos, roda de conversa. | **Estratégia** Dinâmicas, vídeos, textos, jogos, trabalho com recorte e colagem, confecção de desenhos, roda de conversa. | **Estratégia** Dinâmicas, vídeos, textos, jogos, trabalho com recorte e colagem, confecção de desenhos, roda de conversa. | **Estratégia** Dinâmicas, vídeos, textos, jogos, trabalho com recorte e colagem, confecção de desenhos, roda de conversa. | **Estratégia** Dinâmicas, vídeos, textos, jogos, trabalho com recorte e colagem, confecção de desenhos, roda de conversa. |

Fonte: os autores

> Quer saber mais sobre a finalidade apoio?
>
> link 1 – Em busca de uma nova identidade: o grupo de alcoólicos anônimos – https://www.scielo.br/j/estpsi/a/8SjQ44XrkJwtGVcGMTpGhwD/?lang=pt
>
> link 2 – Grupo de apoio para pessoas que vivem com lupus – https://www.falandodelupus.org/grupos-de-apoio

# FINALIDADE DE CONVIVÊNCIA OU DE CONVÍVIO

As propostas de convivência ou convívio são utilizadas quando se tem como objetivo a interação social, a inclusão social e uma modalidade que devolva às pessoas a sua autonomia.

Geralmente, o incremento da autonomia dá-se pelo convívio, no entanto, primeiro há uma busca por melhorias física e mental a partir de uma atividade que auxilie no desenvolvimento das relações, até mesmo com a troca de talentos e habilidades entre os participantes. Gradativamente, essa esfera do convívio expande-se e são pensados novos espaços de lazer e outras atividades conforme as necessidades do grupo vão aumentando.

A finalidade de convívio costuma ser muito associada à terceira idade, no entanto não se restringe a esse público apenas. Havendo a necessidade de trocas ou de retirar do isolamento algum indivíduo, independentemente da idade, a demanda já se justifica.

Grupos de convivência: tradicionalmente utilizados no cuidado e no apoio, sobretudo aos usuários da terceira idade, têm demonstrado efeito positivo em termos de melhora do estado emocional, remissão de quadros depressivos, socialização e redução da solidão. Os trabalhos manuais costumam ser parte importante da rotina desses grupos, assim como atividades sociais como passeios e festas. Diferem das oficinas especializadas para pacientes com transtornos mentais graves, como as realizadas em unidades como os Caps, mas, por acontecerem na unidade, dentro da comunidade, possuem ação particularmente importante na reintegração social dos pacientes. Nos contextos de isolamento produzidos pelo aumento da violência urbana e pelas limitações e fragilidades da velhice, esses grupos têm se mostrado muito potentes para ressignificar as escolhas de vida desse grupo etário. (Brasil, 2014a, p. 69).

Normalmente são atrelados a alguma atividade a ser pensada. Assim, desenvolve-se uma proposta ocupacional que pode desencadear uma série de relações e de outros produtos. Artesanato, crochê, trabalho de carpintaria e de pintura, hortas comunitárias, hortas verticais, caminhadas, danças e outras atividades em formato de oficinas são os principais orientadores de um processo grupal de convivência.

Compartilhar receitas e ter um horário para um café ou lanche é muito comum, no entanto, pensando em saúde, é sempre importante refletir se o convívio proposto não esbarra em questões que podem não ser benéficas à saúde, como um lanche com frituras e refrigerante. Nesse caso, abre-se um espaço importante para desenvolver aspectos ligados à alimentação saudável ou mais adaptativa.

Esse grupo tem, então, uma finalidade social bem significativa, que pode propiciar melhoria na saúde e desenvolvimento de mais autonomia.

**Quem pode conduzir/coordenar?** Qualquer profissional da saúde, sendo possível a composição que contemple as demandas propostas e adeque-se à composição da equipe ou dos colaboradores que auxiliem os profissionais da saúde.

## RESUMO

**Finalidade:** proporcionar *convívio* e *reduzir o isolamento social*; gerar *autonomia*.

**Objetivos:** oferecer atividades que ajudem a reduzir impactos na saúde oriundos do isolamento social e da solidão, geralmente associados à redução de mobilidade e das atividades da vida diária, assim como a um estado de tristeza, de angústia, de sedentarismo, de ostracismo e de outros elementos ligados ao afastamento da vida gregária. Pensa-se também em grupos que possam auxiliar no incremento ou no resgate da autonomia.

**Mais comuns:**

- Reforço e fortalecimento de convivência para idosos (etapa do desenvolvimento humano).
- Reforço e fortalecimento de convivência para adolescentes (idem).
- Reforço e fortalecimento de convivência para adultos (idem).
- Reforço e fortalecimento de convivência para pessoas tristes e deprimidas.
- Reforço e fortalecimento de convivência para pessoas em isolamento social e outros aspectos ligados a situações de vulnerabilidade.
- Reforço e fortalecimento de convivência para pessoas em vulnerabilidade social.
- Reforço e fortalecimento de convivência para pessoas em vulnerabilidade econômica.
- Reforço e fortalecimento de convivência para populações, comunidades e outros aspectos comunitários.
- Reforço e fortalecimento de convivência para pessoas em tratamentos ou cuidados em saúde.
- Desenvolvimento de grupo de oficinas ou de artesanato/artes.

## Colocando a finalidade de convivência/ convívio em ação:

A finalidade de convivência é regida por constâncias de atividades para que o convívio possa ocorrer e seja salutar para os participantes. Assim, há a possibilidade de que o grupo seja baseado em apenas uma matriz de atividade ou em um leque variado. Ou seja: pode ser um grupo de artesanato, em que os encontros estão relacionados à confecção de peças, capacitação de um ou mais membros ou de alguém externo ao grupo (oficineiro), ou que as atividades sejam ampliadas, como dança em uma semana e caminhada na outra, seguidas por uma oficina de maquiagem ou um churrasco (de acordo com a demanda e público), cuidado de uma horta, encontros na casa de algum participante e assim por diante.

Esses grupos precisam apontar para um processo que oportunize autonomia e reintegração social.

> [...] em geral, seu uso está associado às situações e contextos em que há certo esfacelamento do tecido coletivo, gerando, assim, o isolamento social. Dessa forma, abordar grupos para que seja possível criar vínculos, sejam feitas trocas e reduza, desse modo, as situações de pouco convívio ou em que ele seja nulo. A partir da reintegração social, seria possível a melhoria de elementos dentro da qualidade de vida dos participantes, até mesmo maior cuidado e acompanhamento da saúde. (Raia, 2020, p. 86).

Exemplo:

**Quadro 5 – Grupo das superpoderosas (mulheres) – Grupo de convivência – Primeiros cinco encontros**

| Encontro 1 | Encontro 2 | Encontro 3 | Encontro 4 | Encontro 5 |
|---|---|---|---|---|
| O que já foi abordado no guia para o primeiro encontro + **Subtema 1** "O que gostamos e o que não gostamos de fazer?". | **Subtema 2** "Montando a horta comunitária". | **Subtema 3** "Caminhando e montando aquele bolo saudável". | **Subtema 4** "Horta comunitária + caminhada". | **Subtema 5** "Oficina de artesanato para a horta + lanche saudável?". |

| Encontro 1 | Encontro 2 | Encontro 3 | Encontro 4 | Encontro 5 |
|---|---|---|---|---|
| **Estratégia** Dinâmicas, vídeos, textos, jogos, trabalho com recorte e colagem, confecção de desenhos, roda de conversa. | **Estratégia** Dinâmicas, vídeos, textos, jogos, trabalho com recorte e colagem, confecção de desenhos, roda de conversa. | **Estratégia** Dinâmicas, vídeos, textos, jogos, trabalho com recorte e colagem, confecção de desenhos, roda de conversa. | **Estratégia** Dinâmicas, vídeos, textos, jogos, trabalho com recorte e colagem, confecção de desenhos, roda de conversa. | **Estratégia** Dinâmicas, vídeos, textos, jogos, trabalho com recorte e colagem, confecção de desenhos, roda de conversa. |

Fonte: os autores

Observação: SEMPRE é possível modificar encontros a partir da experiência vivenciada em uma reunião do grupo. Quanto mais forem inseridos elementos que são de interesse de quem participa, melhor (*ver sobre estabelecer encontros prévios ou adaptar por encontro* p. 71).

> Quer saber mais sobre a finalidade de convivência?
>
> link 1 – Grupos de convivência para idosos: participantes, egressos e desinteressados – http://pepsic.bvsalud.org/scielo.php?script=sci_arttext&pid=S1808-42812015000300015#:~:text=Grupos%20de%20Conviv%C3%AAncia%20(GCs)%20consistem,Oliveira%20%26%20Cabral%2C%202004).
>
> link 2 – Grupos de convivência como suporte ao idoso na melhoria da saúde - https://www.scielo.br/j/rbgg/a/MZNRCXPFPPyrFLgqg8GRGZm/

## FINALIDADE DE GERAÇÃO DE RENDA

As propostas de geração de renda são utilizadas quando se tem como objetivo uma dimensão mais próxima à saída de um formato grupal e ascensão cooperativa, ligada à produção, à confecção e aos processos oriundos dos dois primeiros, como venda, logística, organização e demais elementos.

Visam um processo de autonomia, possibilitando que as pessoas que participem desse grupo consigam gerar um tipo de renda diferente da do trabalho formal, impactando diretamente em sua condição estrutural, de moradia, relação domiciliar etc.

Esses grupos apresentam-se como formas de enfrentamento à pobreza e geralmente estão ligados às perspectivas de gênero (binárias), sendo comumente relacionados a um público de mulheres em status socioeconômico de vulnerabilidade.

Podem ser resultantes de outros processos grupais anteriores, após um efeito significativo, e que tragam aos participantes a evolução de sua autonomia e de suas demandas. No entanto podem surgir como primeira forma a ser sugerida.

Assim, apresentam um formato que englobe capacitar e compartilhar saberes e técnicas, e até mesmo reviver histórias comunitárias de outros arranjos cooperativos anteriores. Realiza-se uma empreitada de grupo voltado a produzir, capacitar, compartilhar e organizar a produção, assim como apoiar a perspectiva de significação a partir do trabalho e do ganho de autonomia pelas dinâmicas ocupacional e estrutural (renda).

Esse grupo é pensado para o além do seu horizonte primário, ou seja, pensar em algo que possa ir além do grupo proposto. Há a interface da socialização, além de tudo que já foi citado. Raia (2010, p. 87) aponta:

> Aproximar pessoas de atividades geradoras de renda pode ter um impacto importante na qualidade de vida, até mesmo atingindo outros aspectos relacionados diretamente ou indiretamente à saúde; trabalham-se questões de violência domiciliar e o sofrimento dela oriundo, assim como outras dimensões, como o acesso a alimentos, água, transporte e demais elementos basais de condição mínima de sobrevivência.

Durante a vida adulta, na contemporaneidade, encontram-se como elementos basais mais significativos dois eixos centrais, sendo um o da dimensão produtiva/trabalho e o outro o do estabelecimento de relações com outras pessoas (perspectiva gregária), (Papalia; Feldman, 2013).

**Quem pode conduzir/coordenar?** Qualquer profissional da saúde, sendo possível a composição que contemple as demandas propostas e adeque-se à composição da equipe ou dos colaboradores que possam auxiliar esses profissionais da saúde.

## RESUMO

**Finalidade:** *geração de renda, produtividade, ocupação, socialização, cooperação*.

**Objetivos:** auxiliar no processo de autonomia e de independência a partir da construção de um processo grupal que contemple a produção de materiais ou competências que possam gerar renda. Visa tanto à perspectiva comunitária (reconstrução do tecido social) e de socialização quanto a relacionada ao campo ocupacional e de significação de si com base na dinâmica de produtividade e de autonomia.

**Mais comuns:**

- Fortalecimento de vínculos das comunidades/comunitários.
- Incremento de autonomia de pessoas em tratamentos ou cuidados em saúde.
- Incremento de autonomia de pessoas em isolamento social e outros aspectos ligados a situações de vulnerabilidade.
- Incremento de autonomia de idosos (etapa do desenvolvimento humano).
- Incremento de autonomia de adolescentes (idem).
- Incremento de autonomia de adultos (idem).
- Incremento de autonomia pessoas tristes e deprimidas.
- Desenvolvimento de grupo de artesanato/artesãs.
- Desenvolvimento de grupo de mulheres.
- Desenvolvimento de grupo de autonomia e empoderamento.
- Desenvolvimento de horta comunitária.
- Desenvolvimento de estratégias de reciclagem.

- Desenvolvimento de estratégias de produção de roupas.
- Desenvolvimento de grupo de criação de animais.
- Desenvolvimento de estratégias de confecção de utensílios femininos.
- Desenvolvimento de estratégias de confecção de utensílios para casa.
- Desenvolvimento de estratégias de empreendedorismo.
- Outras dimensões que contemplem demandas de produção.

## Colocando a finalidade de geração de renda em ação:

Geralmente, um grupo de geração de renda é resultado de outro grupo, como um dinamismo, mas é possível ser pensado como a ideia inicial.

Nesses grupos são sempre pensadas formas em que as pessoas possam se organizar e cooperar, com a produção de algum material ou algo que possa ser oferecido e vendido. As operações de organização, de produção e de funcionamento são importantes, e as capacitações são sempre bem-vindas, seja de agentes externos ou de participantes que tenham talentos a serem compartilhados.

Por mais que se tenha a ideia de gerar renda, esses grupos tendem a funcionar como espaços em que os participantes consigam garantir sua autonomia por via da renda, da participação e do apoio criado entre os membros.

Assim como os grupos de convivência, podem ter relação com reintegração social. Também é um espaço que pode funcionar bem com oficinas, com a presença de oficineiros internos e externos.

Exemplo:

**Quadro 6 – Grupo cooperativa de artesanato – Grupo de geração de renda– Primeiros cinco encontros**

| Encontro 1 | Encontro 2 | Encontro 3 | Encontro 4 | Encontro 5 |
|---|---|---|---|---|
| O que já foi abordado no guia para o primeiro encontro + **Subtema 1** "Montando uma cooperativa de artesanato". | **Subtema 2** "As artesãs?". | **Subtema 3** "Capacitação I". | **Subtema 4** "Organização de caixa, demandas e exposições". | **Subtema 5** "Integrando com o grupo de convivência – Capacitando?". |
| **Estratégia** Dinâmicas, vídeos, textos, jogos, trabalho com recorte e colagem, confecção de desenhos, roda de conversa. | **Estratégia** Dinâmicas, vídeos, textos, jogos, trabalho com recorte e colagem, confecção de desenhos, roda de conversa. | **Estratégia** Dinâmicas, vídeos, textos, jogos, trabalho com recorte e colagem, confecção de desenhos, roda de conversa. | **Estratégia** Dinâmicas, vídeos, textos, jogos, trabalho com recorte e colagem, confecção de desenhos, roda de conversa. | **Estratégia** Dinâmicas, vídeos, textos, jogos, trabalho com recorte e colagem, confecção de desenhos, roda de conversa. |

Fonte: os autores

Quer saber mais sobre a finalidade de geração de renda?

link 1 – Geração de renda: enfoque nas mulheres pobres e divisão sexual do trabalho – https://www.scielo.br/j/sssoc/a/KfWB5wmLstzBpvWjkKQYQpQ/

link 2 – Desafios À geração de trabalho e renda em grupos comunitários de base local – https://periodicos.unb.br/index.php/SER_Social/article/view/12753

# FINALIDADE DE ATIVIDADES FÍSICAS

A atividade física é definida por Freire (2014) como qualquer movimento corporal produzido pela musculatura esquelética, requerendo gastos energéticos considerados superiores ou acima dos níveis em repouso. O mesmo autor aponta que as atividades físicas são consideradas um meio importante de preservar e incrementar tanto a saúde quanto a qualidade de vida das pessoas.

Baixos níveis de atividade física são indicados como elementos ou fatores de risco para doenças crônicas de caráter não transmissíveis (doenças com grande impacto na saúde pública — como hipertensão arterial, doenças correlatas à obesidade e outras. De certa forma, o sedentarismo está ligado a adoecimento e a frequência de atividades físicas a fatores de prevenção de doenças e de promoção da saúde (Freire, 2014).

As propostas de atividade física são utilizadas quando se tem como objetivo a qualidade de vida diante do sedentarismo e do isolamento social, trazendo um viés de independência e funcionalidade, manutenção da saúde, prevenção de doenças e a própria socialização. Em geral estão relacionadas à produção de benefícios físicos e psicossociais/qualidade de vida e saúde.

Tanto potencializa uma dimensão do cuidado atrelado à atividade física quanto à prevenção de possíveis agravos quanto na frente de manutenção da saúde em seu viés orgânico. É atrelado às dimensões da socialização e ao impacto significativo na qualidade de vida, do bem-estar e da Saúde Mental. Sendo um ser gregário, o partilhar é fundamental para a manutenção da saúde.

A perspectiva de cenários atípicos às propostas em saúde pode ser um potente canal de escuta e de formação de relações e vínculos. Ações que podem reduzir a marca do saber científico concentrado aos profissionais da saúde atendem a uma possibilidade mais horizontalizada e participativa. Com a marca no corpo há um espaço muito expressivo para desenvolvimento de maior sensibilidade e percepção corporal.

Muitas das doenças e dos agravos de teor crônico têm relações com fatores como estilo de vida, acesso e forma de alimentação, sedentarismo, estresse e outros determinantes sociais da saúde. Assim, atividades físicas entram como agentes importantes de promoção da saúde.

Há grande associação dos grupos de atividade física ao público idoso. Mesmo que essa valência seja bem plausível e significativa, qualquer público pode se beneficiar ao participar dessa modalidade.

Pensar na convivência como algo proveniente dessa finalidade é factível, de forma que essa característica pode ser secundária às propostas de atividade física em formato grupal.

**Quem pode conduzir/coordenar?** É preciso que sejam conduzidos por um profissional da educação física e ou fisioterapeuta, também habilitado em alguma atividade correlata a atividades físicas (dança, por exemplo), sendo membro de uma equipe ou profissional que dê apoio à equipe de saúde.

## RESUMO

**Finalidade:** *promover saúde física* e *psicossocial*.

**Objetivos:** auxiliar nos processos de autonomia e de independência, assim como em dimensões funcionais. Promoção e manutenção da saúde e prevenção de doenças e agravos com base em estratégias que estejam ligadas ao uso de atividades físicas. Promover socialização e convívio.

**Mais comuns:**

- Estratégias de fortalecimento de comunidades/comunitários.
- Cuidado e acompanhamento de pessoas em tratamentos ou cuidados em saúde.
- Cuidado e acompanhamento de pessoas em isolamento social e outros aspectos ligados a situações de vulnerabilidade.
- Cuidado e acompanhamento de idosos (etapa do desenvolvimento humano).
- Cuidado e acompanhamento de adolescentes (idem).
- Cuidado e acompanhamento de adultos (idem).
- Cuidado e acompanhamento de pessoas tristes e deprimidas.

- Cuidado e acompanhamento de pessoas que convivem com hipertensão arterial sistêmica.
- Cuidado e acompanhamento de pessoas que convivem com diabetes.
- Cuidado e acompanhamento de pessoas que convivem com doenças crônicas.
- Cuidado e acompanhamento de pessoas que convivem com obesidade, sobrepeso e outras questões nutricionais.
- Desenvolvimento de propostas conjugadas com alimentação/nutrição.
- Desenvolvimento de grupo de dança.
- Desenvolvimento de grupo de caminhada.
- Desenvolvimento de grupo de biodança.
- Desenvolvimento de grupo de ioga.
- Atividades e estratégias a partir da academia da saúde (atividades nesse espaço).
- Atividades e estratégias a partir de algum esporte em específico.

## Colocando a finalidade de atividade física em ação:

Nesse tipo de finalidade utiliza-se o leque disponível de atividades físicas compatíveis com os participantes e com os elementos cartográficos do local.

É possível que nesse grupo tenha-se a participação de profissionais ou pessoas que possam desenvolver oficinas, os chamados *oficineiros*. Assim, podem ser apresentadas diferentes possibilidades de atividades físicas com a presença de pessoas externas ao grupo, ou até mesmo de membros participantes do processo grupal.

Exemplo:

**Quadro 7 – Grupo saúde total disposição 100 – Grupo composto por um público variado de pessoas, todas com benefícios possíveis a partir de atividades físicas inseridas em suas rotinas – Primeiros cinco encontros**

| Encontro 1 | Encontro 2 | Encontro 3 | Encontro 4 | Encontro 5 |
|---|---|---|---|---|
| O que já foi abordado no guia para o primeiro encontro + **Subtema 1** "Montando uma cooperativa de artesanato". | **Subtema 2** "As artesãs?". | **Subtema 3** "Capacitação I". | **Subtema 4** "Organização de caixa, demandas e exposições". | **Subtema 5** "Integrando com o grupo de convivência – Capacitando?". |
| **Estratégia** Dinâmicas, vídeos, textos, jogos, trabalho com recorte e colagem, confecção de desenhos, roda de conversa. | **Estratégia** Dinâmicas, vídeos, textos, jogos, trabalho com recorte e colagem, confecção de desenhos, roda de conversa. | **Estratégia** Dinâmicas, vídeos, textos, jogos, trabalho com recorte e colagem, confecção de desenhos, roda de conversa. | **Estratégia** Dinâmicas, vídeos, textos, jogos, trabalho com recorte e colagem, confecção de desenhos, roda de conversa. | **Estratégia** Dinâmicas, vídeos, textos, jogos, trabalho com recorte e colagem, confecção de desenhos, roda de conversa. |

Fonte: os autores

Observação: SEMPRE é possível modificar encontros a partir da experiência vivenciada em uma reunião do grupo. Quanto mais forem inseridos elementos que são de interesse de quem participa, melhor (*ver sobre estabelecer encontros prévios ou adaptar por encontro* p. 71).

---

Quer saber mais sobre a finalidade de atividade física?

link 1 – Grupo de atividade física e bem-estar na atenção primária – https://online.unisc.br/seer/index.php/epidemiologia/article/view/2671/2194

link 2 – Grupo de atividade física como ferramenta de promoção de saúde: Relato de Experiência – https://www.publicacoeseventos.unijui.edu.br/index.php/salaoconhecimento/article/view/6510/5286

## FLUXOGRAMA 2: AJUSTANDO A FINALIDADE E SEUS MÉTODOS À PROPOSTA DO PROFISSIONAL OU EQUIPE

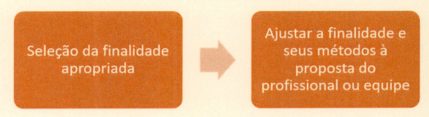

Legenda: selecionando a finalidade apropriada e seus métodos ao que os profissionais e equipe possam propor.

Fonte: os autores

### RESUMO:

Traçar OBJETIVO a partir da DEMANDA e do PÚBLICO associado ao que é pedido.

Avaliar as FINALIDADES GRUPAIS. Selecionar a que se ajusta aos três primeiros eixos pensados (objetivo, demanda e público).

Ajustar e organizar a finalidade ao que se tem de proposta ou com a realidade possível (ajustar finalidade e método ao que se tem de proposta anterior).

## OBSERVAÇÕES SOBRE FINALIDADES

É possível que uma proposta grupal tenha, além da finalidade mais característica, outras subjacentes. Por exemplo, em um grupo de apoio de pessoas que convivem com o uso de alguma substância psicoativa é possível que o sofrimento esteja pertinente no processo de fala e ajuda mútua. No entanto uma finalidade psicoterápica não se apresenta de forma preponderante, mas como um componente do grupo de apoio ou de suporte social.

Grupos são processos e podem trazer dinâmicas variáveis, assim, é possível que sejam transformados em outros tipos ou finalidades. Um grupo de convivência que possa, em dado momento, buscar a dimensão de geração de renda é um bom exemplo. Um processo psicoterápico que acabe em um produto afunilado em uma temática ou enfoque pode ser configurado em um grupo operativo (com os ajustes necessários). É preciso estar atento ao processo do grupo, aliando as demandas dos participantes e o diálogo com os coordenadores.

## PREVENÇÃO E PROMOÇÃO

É possível pensar que as ações dentro da AB estão muito mais próximas de um horizonte de prevenção de agravos e adoecimentos, assim como de promoção de saúde de indivíduos, coletividades e comunidades (Brasil, 2012d; 2017; Sauer, 2018).

Possivelmente, outras necessidades estão presentes no cuidado da AB, no entanto é interessante manter o panorama de se evitar surgimento de doenças e de reduzir novos casos — incidência — e casos totais — prevalência — em ações de ordem *preventivistas*, assim como de propor melhorias de saúde e de bem-estar geral para dada população em ações *promotoras* de saúde (Sauer, 2018).

O objetivo é criar projetos de educação sanitária, mudanças de hábitos, transformação das condições de vida e de trabalho que influenciam ou determinam a saúde (fatores).

---

Quer saber mais sobre perspectivas de prevenção de agravos e de promoção de saúde?

link 1 – O que são grupos de promoção da saúde e grupos de prevenção de doenças? – https://pesquisa.bvsalud.org/portal/resource/pt/una-958

link 2 – Grupo de prevenção de recaídas de álcool e outras drogas – http://pepsic.bvsalud.org/scielo.php?script=sci_arttext&pid=S1806-69762005000100005

## CONSIDERANDO AS FINALIDADES GRUPAIS APRESENTADAS

Até aqui foram apresentadas as finalidades pedagógica, psicoterápica, terapêutica, operativa, de apoio, de convívio, de geração de renda e voltadas às atividades físicas.

Além de ser importante reforçar que toda finalidade pode lidar e *conviver* com outras finalidades subjacentes como pano de fundo, é importante também trazer o que as diferencia, mesmo que apresentem algumas características próximas

As finalidades remontam ao que se pretende com o grupo e em como eles devem ser conduzidos. Assim, esses dois elementos são importantes ao serem apresentadas as oito finalidades deste livro.

O primeiro ponto importante aponta para uma diferenciação necessária que seria entre o que seria *de apoio* e o que seria o *terapêutico*. Essas duas finalidades têm características próximas, de forma em que Zimerman e Osório (1997) apresentam uma nuance de uma finalidade terapêutica podendo ser aquela em que se traz a *autoajuda*.

A autoajuda estaria pautada de forma que os participantes fazem significativa importância para o cuidado dos outros, podendo, a partir disso, encontrar um lugar em que eles podem ajudar a si mesmos em favor de uma qualidade de vida. O que faz com que sejam diferentes é a vinculação de que operacionalizar um grupo de apoio é muito próximo de criar uma rede de apoio para pessoas que necessitam desse recurso grupal por estarem em uma situação de vulnerabilidade. Seria a perspectiva de suporte.

Nesse espaço de apoio, a condução deve ser baseada em se criar um lugar que faça o participante sentir-se acolhido e que se fortaleça individualmente a partir de um recorte coletivo, criando redes e o *nós* grupal. Fernández (2006) aponta que os nós estão ligados à quando alguém deixa de se sentir sozinho e se constrói uma relação, uma parceria.

O perfil terapêutico está mais vinculado a uma característica patológica orgânica sendo conduzida, cuidada e acompanhada por profissionais da saúde para que se possa ter uma proposta de tratamento. É uma linha de cuidado que pode reabilitar, reduzir danos, promover saúde e prevenir agravos.

A diferença entre o *psicoterápico* e o *terapêutico* aponta para a condução de aspectos psicológicos do primeiro e orgânicos do segundo.

O que diferenciaria o *terapêutico* do *pedagógico?* No segundo, a dimensão de aprendizado, informação e conhecimento é preponderante e foca em como aderir e as possibilidades de se aderir com certo cuidado, fazer o autocuidado e corresponsabilizar-se, oferecendo maneiras de o paciente otimizar e saber mais sobre sua condição e sobre o seu cuidado.

O *grupo operativo* perfaz uma metodologia voltada para um fazer ativo apontado para as tarefas e como um participante deve participar. Assim, essa finalidade tem um objetivo e uma metodologia em específico e cada finalidade aponta para formas distintas de se pensar e conduzir grupos.

# ETAPA 2
# COLOCANDO EM PRÁTICA E FAZENDO A MANUTENÇÃO DO GRUPO

## COMO FAZER E CONDUZIR UM GRUPO?

Bom, agora que você já pensou se fará um grupo pedagógico, psicoterapêutico, de apoio ou outro apresentado anteriormente, vamos COLOCÁ-LO EM PRÁTICA.

Agora serão apresentadas maneiras viáveis de como se *fazer* um **grupo** e de como *conduzi-lo*, como regras a serem estipuladas e seguidas, periodicidade, faltas, tempo de duração, o que é tolerado ou não.

Há aspectos gerais que devem ser considerados independentemente da finalidade prevista, assim como algumas condições características de cada proposta por tipos de grupo.

Assim, apresentamos um esquema geral importante e um passo a passo dos grupos e, posteriormente, algumas especificidades que devem ser ponderadas a partir das finalidades apresentadas anteriormente.

## ELEMENTOS PRIMÁRIOS A SEREM CONSIDERADOS.

1. **Gostar de fazer grupos:** é preciso que os profissionais da saúde que forem conduzir grupos gostem desse tipo de proposta e sintam-se confortáveis nesse tipo de atividade coletiva.

2. **Definir quem irá participar e como:** é importante que fique definido se serão mais de um coordenador ou apenas um. Em caso

de mais de um, é importante definir e/ou dividir funções. Pode ser importante que um faça as comunicações e as medicações, que outro fique atento ao tempo que cada participante monopoliza a fala para evitar que o processo grupal fique individualizado; Também é importante tomar notas, assim como outras possibilidades de atuação a serem definidas. Mais de um coordenador pode ser interessante. Em caso de definição de participações divididas compondo alternância de profissionais é importante que todos estejam presentes ao primeiro encontro. Ainda: ter um elemento vinculado e sempre presente pode ser um facilitador para que os participantes possam criar vínculos e sentirem-se mais seguros em um espaço grupal. Além da coordenação, sempre que possível, é importante contar com profissionais que apoiem o trabalho grupal, tanto na logística (organização das cadeiras, lanche, registro de presença etc.) quanto para o registro das sessões.

3. **Definir o local:** organizar qual será o local é fundamental, uma vez que um grupo requer uma disposição física mais adequada para acomodar o número de pessoas previsto.

4. **Recursos/estrutura:** é muito válido pensar em possíveis recursos que serão necessários e, também, o que há disponível. Isso ajuda a refletir sobre possibilidades a serem apresentadas nos encontros. Por exemplo: se há computador, televisão, projetor, cadeiras, mesa e outros utensílios que podem auxiliar em um processo grupal. Pequenos detalhes, como a disponibilidade de tomadas e plugs, podem impedir a utilização de alguns dispositivos.

5. **Pequenos grupos:** grupos com muitos participantes tendem a criar divisões e relações menos consistentes, além de poder dificultar a participação de alguns membros.

6. **Quem chamar para compor o grupo:** definir pessoas que estejam de acordo com o que se pretende realizar (objetivo) e que queiram ou estejam dispostas a participar de um processo grupal.

Pensar em um público que tenha afinidade e estejam próximas do que será proposto. É importante pensar nas estratégias de divulgação dos grupos e nos convites aos participantes. As faltas devem ser previstas, mesmo daqueles que confirmaram a presença, podendo-se prever um número de participantes um pouco maior. Por exemplo, ao planejar 10 participantes no grupo, pode-se convidar 12 ou um pouco mais, a depender do perfil do público.

7. **Periodicidade e tempo de encontro:** definir de quanto em quanto tempo o grupo irá encontrar-se é importante para a programação e para o desenvolvimento do processo grupal. Deve-se levar em conta a disponibilidade do(s) coordenador(es) e a demanda levantada (posteriormente, a disponibilidade dos participantes). Geralmente, os encontros tendem a durar entre 80 e 120 minutos. Encontros muito rápidos não dão conta de fazer rodar entre os participantes. Da mesma forma, encontros muito demorados tendem a cansar e fazer com que o foco do grupo seja perdido.

8. **Faltas, justificativas e atrasos:** é importante definir um limite de faltas, justificadas ou não, já que a ausência seguida ou recorrente pode atrapalhar na vinculação e no processo dos grupos. Os atrasos também podem ser um atravessamento significativo, fazendo com que o tempo de encontro seja reduzido ou forçando alargar o horário para além do programado (posteriormente, deve-se debater com os participantes esses detalhes definidos).

## FLUXOGRAMA 3 – O QUE DEVE SER CONTEMPLADO ANTES DE COMEÇAR UM GRUPO.

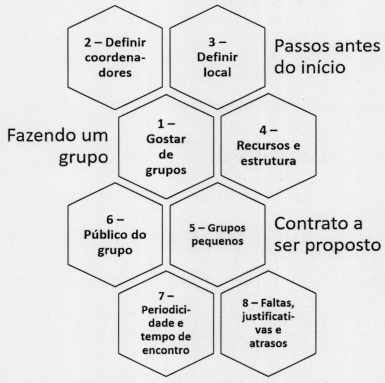

Legenda: os oitos elementos fundamentais a serem pensados e organizados antes de se fazer um grupo.
Fonte: os autores

Após essas considerações, o grupo pode ter seu início. Neste segundo momento, apresentamos como fazer um grupo, tendo em conta os primeiros momentos e a continuação e a manutenção dos processos iniciados.

## COMO FAZER UM GRUPO?

Agora é realizado o *contrato* com os participantes. O que seria esse contrato? Definir regras de forma democrática que sejam importantes para os participantes e para o(s) coordenador(es) visando à viabilidade do início e da manutenção do processo grupal.

**Passo 1:** apresentar-se ao grupo, o(s) seu(s) objetivo(s). Cada participante também pode se apresentar (é possível utilizar técnicas específicas tanto para "quebrar o gelo" quanto para tornar as apresentações mais dinâmicas).

**Passo 2:** apresentar possíveis regras já definidas, assim como novas, que podem ser mostradas no encontro, também trazendo debate ao inicialmente apresentado para gerar um *contrato* que preveja uma maneira para o grupo relacionar-se e caminhar. Aqui se apresenta a periodicidade, o tempo de cada encontro, a melhor data e o melhor horário para os encontros (disponibilidade), faltas, atrasos e o que mais for pertinente.

**Passo 3:** é fundamental definir algumas questões como: se o grupo fará pausas em seu processo e se há alguma previsão inicial de tempo de duração (podendo ser algo livre a ser pensado ao longo do processo); se os coordenadores irão se ausentar por conta de férias ou outras questões; se serão importantes algumas pausas no processo, além de outras questões relacionadas ao desenvolvimento em longo prazo do grupo.

**Passo 4:** acordar com o grupo se poderão ser inseridos novos participantes ao longo do tempo ou se serão mantidos apenas os participantes iniciais (aberto ou fechado).

**Passo 5:** salientar o sigilo e o respeito são fundamentais. Assim, os participantes devem estar dispostos a não expor o que for conversado dentro do grupo e respeitarem-se uns aos outros.

**Passo 6:** avaliar a prévia experiência dos participantes para com processos grupais e apresentar como serão conduzidos os grupos.

**Passo 7:** iniciar a atividade de acordo com a finalidade definida e as estratégias planejadas.

**Passo 8:** resumir o que foi apresentado com uma síntese e apontar para o próximo encontro, reforçando o convite.

**Importante:** é interessante já organizar alguns encontros para apresentá-los aos participantes e mostrar uma linha de continuidade do que se pretende ser realizado. No entanto deixar encontros muito rígidos e já predeterminados pode quebrar o processo que vai sendo despertado e desenvolvido nos grupos. É importante ter uma linha condutora, mas não manter um processo travado ou muito rígido que não contemple a participação e o que vai sendo desenhado nas reuniões. Nos primeiros encontros pode ser importante definir temas, mas é interessante dar sentido ao que for proveniente do processo grupal.

### Avaliar o grupo e o seu caminhar

É extremamente valioso para o processo grupal que sejam feitas avaliações com os participantes e os coordenadores sobre como está sendo traçada a condução e a linha histórica do grupo. O que pode ser melhorado? O que está ótimo? Há novas demandas? Retomar a história acumulada aponta para o processo desempenhado pelo grupo. É importante criar estratégias para que os participantes possam expressar sentimentos, fazer críticas e apresentar sugestões.

## FLUXOGRAMA 4 – INICIANDO O GRUPO

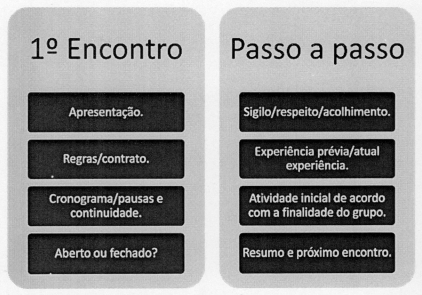

Legenda: pertinências do primeiro encontro do grupo.
Fonte: os autores

## COMO CONDUZIR UM GRUPO?

É importante pensar que as finalidades vão sempre organizar a maneira como são realizados os encontros. Também, o próprio *fenômeno* resultante dos encontros deve pautar os novos. Assim, próximos encontros: **basear na finalidade**, de acordo com o ***processo*** do grupo.

Alguns coordenadores entendem que estabelecer temas ou possíveis elementos a serem trabalhados em alguns encontros próximos (por vezes os cinco primeiros) pode auxiliar a gerar uma noção de continuidade e de organização e de abordar possíveis conteúdos importantes que foram detectados e surgem como possíveis necessidades em saúde.

Em partes é interessante, desde que isso não faça com que os grupos sejam conduzidos com base nos interesses dos coordenadores apenas. É preciso *sentir* o grupo também. Em grupos em que as relações ainda estão sendo feitas, pode ser que temas mais específicos sejam importantes para que as vinculações e os acolhimentos aconteçam (*quebrando o gelo*).

A grande questão é: **sentir** o grupo! Nunca *verticalizando-o* e transformando-o em uma palestra. Deve-se ter em mente a participação e a própria promoção para que essa troca ocorra.

**Assim:**

- **Definir** um calendário pode ajudar, mas não deve enrijecer o espaço e transformar o grupo em uma palestra.
- **Auxiliar**, em um primeiro momento, as relações no grupo e a organização dos coordenadores ou unidade de saúde.
- **Criar**, de acordo com a atividade ou processo do grupo, é o ideal para que se respeite o processo resultante do encontrar com outros.
- **Ouvir** sempre o que o grupo quer trabalhar e dialogar com os participantes.
- **Sentir** como o grupo está se colocando nos encontros.

## COMO CONDUZIR UM GRUPO A PARTIR DA FINALIDADE ESCOLHIDA

A finalidade é essencial para se pensar na condução de um grupo. Nesse ponto, é muito importante apresentar uma breve noção sobre a condução a ser realizada em cada tipo grupal (por finalidades). A seguir apresentaremos formas de conduzir os grupos de acordo com as finalidades.

## QUESTÕES GERAIS QUE PODEM SER IMPORTANTES PARA QUEM FOR FAZER UM GRUPO

### AO COORDENADOR

O coordenador ou coordenadores devem ter em mente que são importantes para o processo grupal na medida em que mais possibilitem o dinamismo do grupo. Espaços em que o(os) coordenador(es) falam muito tende a ser um processo em que os participantes sejam mais meros espectadores. Nesses espaços vislumbra-se o saber do técnico e da validade de suas falas e experiências, trabalhando-se com um modelo distante, possível, plausível ou não. Não há espaço para outro propósito, apenas o de eleger-se um padrão a ser seguido. Deve-se trabalhar de modo que os participantes se envolvam.

### EVITE

Aqui serão sugeridas algumas amplitudes ou possibilidades que podem ser entraves ou gerar estigmas aos participantes e aos processos grupais já desenvolvidos ou a serem desenvolvidos.

1. **Nomes de patologia** – Evitar dar o nome de um grupo relacionado à condição patológica que os reúne (público-alvo). Além de trazer um panorama estigmatizante, faz aparecer primeiro uma ordem de agravo ou adoecimento que não engloba a vivência e quem sãos os participantes.

2. **Fazer um formato palestra** – Grupos estão ligados ao participar, questionar, acrescentar e não devem ser vistos como uma espécie de público para a apresentação de profissionais da saúde. Aqui é importante que se construa uma via de mão dupla que preconize o processo desenvolvido pelos participantes com auxílio dos coordenadores e dentro dos objetivos apontados e traçados em conjunto.

3. **Fazer grupos para reduzir demandas** – Por mais que possa haver condições em que a demanda de saúde é grande e que isso acabe sendo vivenciado pelos profissionais da saúde como algo que dificulte a condução de trabalho e reduza espaços de atenção à saúde para a população, ao se usar um grupo como uma forma de *dar conta* da demanda, não se aplica sua potencialidade prática calcada em um jeito de se fazer e com certa finalidade possível, assim, será usado para garantir mais pessoas em menos tempo. Ou seja: usem grupos porque podem contribuir, porque são importantes meios de cuidar, manter, promover saúde e prevenir agravos. Estar com uma coletividade não significa, de forma alguma, usar um número maior para dar conta de um problema estrutural ou organizacional.

## PARTICIPATIVO E PROCESSUAL É MELHOR DO QUE VERTICALIZADO

Ao final, em todas as finalidades há a indicação de que quanto mais participativos os grupos, melhor. Lane (1989), Carlos (1998) e Chiaverini (2011) problematizam a perspectiva de como coordenadores ou pessoas técnicas que iniciaram um grupo ou dele participam podem modular a maneira como se dá essa experiência. A participação no processo grupal é o que vai determinando a condução do grupo, ou seja, quanto mais os grupos são participativos, sobretudo os participantes, mais esse espaço pode ser propulsor e mais se trabalha o resultante das relações, dos sentimentos e dos pensamentos oriundos do grupo. Nesse sentido, no processo grupal entende-se o grupo como algo não acabado e não definido, em um constante e eterno vir-a-ser, em uma noção dialética de tese, antítese e nova tese (síntese) (Raia, 2020; Raia; Silva, 2023).

Lane (1989) e Carlos (1998) fazem um contraponto a um grupo nos formatos de treinamento ou adestramento (*grupo perfeito* de Lewin). Para os dois primeiros autores, a proposta de adestramento limita o processo do grupo, pois pensam em mediar as relações, levando o grupo à cooperação e à harmonia. Ou seja, se o coordenador é quem mais fala, isso limita a participação dos indivíduos e leva o grupo a ser sempre pacífico. Estamos falando de um modelo com início, meio e fim programados, mas ele deve promover o diálogo, que é um processo resultante do estar participando com outros.

Grupos tendem a ser espaços oportunos para as pessoas levarem suas demandas e moldarem o caminho a ser percorrido na trajetória desse espaço grupal (processual, do processo resultante dos participantes).

Se há necessidade de se trabalhar com informações em saúde, ainda que haja um conteúdo a ser exposto e ensinado, é preciso pensar se a fala em formato de palestra está realmente sendo assimilada, se isso faz sentido para o grupo, se há questionamentos ou dúvidas, se a compreensão está sendo estabelecida, se é interessante ou cansativo. No todo, esse formato tende a estabelecer uma relação *verticalizada*, em que alguns com saberes técnicos oferecem informações que devem ser acopladas às rotinas ou aos planos de vida de outros, como o autocuidado. Desse modo, não se presume um processo pelo diálogo e pela participação, mas um *cursinho básico* que até pode oferecer algumas *dicas*, mas peca em não oferecer um espaço participativo, de aprendizado pela troca e pela aproximação dos conteúdos; por exemplo, não adianta dizer o que se deve comer, mas o que comer é para a pessoa.

É preciso que o grupo desenvolva relações que se transformem em uma unidade e que nesse processo se tenha acolhimento e partilhas. Ainda: é importante abordar metodologias de grupos, não apenas conferindo à própria ideia de se montar um grupo como suficiente para tal proposta. Além disso, se o importante é apenas o conteúdo técnico, como validar a experiência e a vivência? Cria-se um modelo hegemônico e desigual, hierárquico. É importante que grupos, em sua própria essência, sejam grupos: um processo relacional que envolve acolhimento, sentimentos, trocas, concordâncias e não concordâncias, diálogo, participação e dinamismo. Para ser grupo é preciso ter história e pertença, caso contrário trata-se apenas de um agrupamento.

É claro que as complexas, fortes e difíceis dinâmicas de trabalho — principalmente em equipe —, assim como as demandas de gestores e políticas, além das nuances de fundos e verbas para manutenção e estruturação da saúde, colocam o fazer dentro dos espaços de saúde como algo extremamente desafiador. Por exemplo: pensar em uma demanda além do que é reconhecido como viável para uma equipe ou para um profissional de saúde pode forçar formas de trabalho que contemplem algum modo de acesso, mesmo que não seja o maneira ideal. Pensar entre o viável e o ideal é o grande ponto dos espaços e do fazer em saúde. Essas nuances estão diretamente ligadas à qualidade de trabalho, com acesso em saúde, com adoecimento ou não no trabalho, com agenda profissional, com perspectivas de trabalho em equipe ou um fazer uniprofissional e ambulatorial.

Então é claro que se preza pelo uso de estratégias, técnicas, tecnologias e demais ações em saúde pela perspectiva de pertinência, adequação, objetivos e prudência. Assim, sendo os grupos formas participativas e processuais, eles tendem a estar mais próximos de suas finalidades ajustadas às necessidades e às demandas em saúde — o próprio debate sobre necessidades e demandas já seria outro guia.

Dessa forma, quando são abordados grupos, pensa-se em um fazer adequado e que contemple a perspectiva do processo democrático e de cidadania, do fazer saúde como um elemento dentro do ser pessoa, das questões de mobilização e de fortalecimento comunitários pela lógica de reconhecimento e trabalho pelos territórios. Mas as vicissitudes da vida e do encontro de cuidado em saúde colocam o panorama do trazer como possível tais elementos democráticos em saúde tal quanto forem viáveis.

Talvez a perspectiva mais "romântica" toque-nos de uma maneira em que cremos de forma mais intensa em uma válvula de transformação social, um modo de tentar mudar as coisas, mesmo que não mude tanto, apenas algumas coisas. Pegamos o melhor dos cenários: se der para contemplar as dinâmicas mais singulares dos participantes, maravilhoso será! No entanto nem sempre conseguimos, não é mesmo? Pelo menos tentamos!

# RACIONALIZAÇÃO DO PROCESSO DE TRABALHO

Neste item, o mais importante é pensar que grupos não devem ser pensados como formas de benefício-eficácia, ou seja, em menos tempo em dar assistência para mais pessoas. Essa interface aponta para outras questões do processo de trabalho, de acesso à saúde, de demanda de trabalho e de necessidades de saúde.

Grupos não devem ser pensados como formas milagrosas para captar mais pessoas em menor tempo. É claro que, muitas vezes, as equipes estão sobrecarregadas e com um contingente de pacientes/usuários maior do que o ideal, mas grupos devem ser utilizados por sua possibilidade quanto à finalidade que mais se ajusta com a situação em jogo.

Feenberg (1995) define que racionalizar o processo de trabalho estaria vinculado a um fenômeno de isolamento dos objetivos do que seria o contexto original de uma proposta, técnica ou tecnologia. Assim, seria uma descontextualização, geralmente relacionada a uma lógica de produtividade e eficiência.

## OUTRAS CLASSIFICAÇÕES PARA PROCESSOS GRUPAIS

É possível classificar grupos de variadas maneiras, no entanto pensar em grupos pela finalidade sugere um caminho interessante. Assim, comumente escutamos falar sobre um *grupo de adolescentes ou de idosos*, ou de um *grupo de hipertensão e diabetes* (HASDIA), *grupo florescer* e outros (Zimerman; Osório, 1997). Nesses casos, os grupos são chamados a partir de características específicas do público e têm intenção de dar-lhes um nome e/ou uma identificação, mas isso não contempla o que serão trabalhados ou como serão operacionalizados. Um grupo de mulheres pode ter uma organização completamente diferente de outro com o mesmo nome.

## OUTROS FORMATOS COLETIVOS NA SAÚDE – OS AGRUPAMENTOS

Quando falamos em grupos estamos nos referindo a processos grupais que são propostos em algum local. Pensar dentro desse sentido traz, intrinsecamente, uma condição de um espaço de pertencimento, de vínculos, de continuidade, e não apenas um único encontro ou algo esporádico que não crie uma linha contínua de trabalho ou cuidado.

Tanto em Zimerman e Osório (1997), assim como em vários Cadernos de Atenção Básica, há uma importante observação sobre essa diferença entre grupo e agrupamentos. Fazer encontros com muitas pessoas relaciona-se a agrupar ou a agrupamentos. Eles são efêmeros e seu processo de trabalho tende a estar resumido a uma atividade proposta.

Assim, *salas de espera*, *mutirões* e *outras interfaces* com muitas pessoas participando não são consideradas processos grupais, mas atividades em grupo com base em *agrupar* muitas pessoas.

Para Rossi *et al.* (2019, p. 908), *salas de espera* podem ser definidas como "um território público e dinâmico, em que diversas pessoas que não se conhecem nem têm vínculo circulam e aguardam atendimento". Assim, esses espaços funcionam como local de encontro em que diálogos sobre conflitos, angústias, vivências e outras nuances relacionadas à saúde podem ser iniciados de forma espontânea ou com incentivo de profissionais e estudantes da área da saúde.

*Mutirões da saúde*, por outro lado, definem-se como alguma e/ou qualquer mobilização de indivíduos de ordem coletiva e caráter gratuito destinado a vários âmbitos possíveis em caráter comunitário. Estão atrelados à execução de serviços que podem beneficiar uma certa comunidade e podem ou não estar vinculados a alguma dimensão de saúde (MUTIRÕES, 2023).

Outro recurso de agrupamento importante e comumente utilizado na área da saúde são as *rodas de conversa*, apontadas por Pinheiro (2020) como estratégias que são geralmente utilizadas a partir da aprovação de uma dada temática, com os participantes dispostos em formato circular, visando ao protagonismo e à participação dos indivíduos com a partilha de saberes e gerando reflexividade sobre experiências tanto coletivas quanto individuais. Mesmo que os participantes tenham algum vínculo, a proposta em si por perfazer um encontro pontual ou com poucas datas para debate não aponta um caráter processual, vincular e relacional como se pensa em um processo grupal/grupo.

Por último, *Oficinas em saúde* apontam para o espaço de um encontro formatado por profissionais da saúde, podendo referir-se a um lugar em que se elabora, fabrica ou conserta algo, tendo características de uso tanto para ações em que se capacita pessoas quanto em que se constrói algum produto final. Em geral referem-se a algum elemento interno ou externo ao grupo, que se coloca para conduzir um encontro, produzir algo ou capacitar alguém. Pensa-se, também, em oficinas como um espaço que funcione como um laboratório, ligado a uma dada atividade (Oficina, 2023). Elas podem ser importantes para iniciar uma aproximação dos profissionais da saúde com a população e/ou público-alvo.

É importante voltar à consideração de que grupos não podem ser utilizados para *dar conta* de demandas de trabalho, estruturais e/ou de gestão.

# AO CARO LEITOR E À POSSIBILIDADE DE GRUPOS TEREM SIDO FEITOS A PARTIR DESTE LIVRO

Caro profissional da saúde, gostaria de desejar que a aventura de iniciar e conduzir grupos em espaços de saúde seja agora menos engenhosa e desafiadora.

Neste **Guia** foram levantadas muitas noções sobre grupos, mas pensar em como sair do recorte teórico para se empreender uma nova prática é sempre uma tarefa árdua. Tentamos abordar os temas da maneira mais sintética possível, com organização e o mais próximo e detalhado de como os grupos são realizados, para melhor entendimento do leitor.

Fazer um grupo, independentemente da finalidade, parte de um interesse, mas até que ele possa acontecer é um longo caminho. Aqui pensamos em como público, demanda ou necessidades são muito importantes, mas se não forem embasados nas finalidades grupais, que estão sempre relacionadas a um referencial teórico e um método de aplicação, o processo tende a ser uma grande dificuldade.

Também mostramos noções sobre o que deve ser pensado antes de se convidar e de se iniciar um grupo, para que ele possa realmente ser viável, além de conhecimentos sobre como deve ser o primeiro encontro, em que, por exemplo, são desenvolvidas normas ou fechado um tratado para sua condução. E, ainda, como organizar os encontros dentro de cada finalidade, lembrando que pensar em um processo mais participativo e mais dialógico é muito importante para que um grupo seja dinâmico, ou seja, que focar apenas no saber profissional como chave para o grupo pode levar a encontros que lembram mais palestras e que têm menos participação das pessoas que se deseja auxiliar.

Assim, esperamos que ao longo desta leitura e deste **livro** vocês tenham encontrado experiências muito significativas para fazerem grupos em espaços de saúde!

# REFERÊNCIAS

ALVAREZ, Simone Quadros; GOMES, Giovana Calcagno; OLIVEIRA, Adriane Netto; XAVIER, Daiani Modernel. Grupo de apoio/suporte como estratégia de cuidado: importância para familiares de usuários de drogas. *Revista Gaúcha de Enfermagem*, Porto Alegre, p. 102-108, 14 ago. 2012. Disponível em: https://seer.ufrgs.br/index.php/rgenf/article/view/24646. Acesso em: 17 dez. 2023.

BARDIN, Laurence. *Análise de conteúdo*. 3. reimpr. 1. ed. São Paulo: Edições 70, 2016.

BARONE, Luciana Rodriguez; PAULON, Simone Mainieri. Ensaiando uma clínica do chão: cartografando a saúde mental na Atenção Básica em interface com a dança. *Interface* – Comunicação, Saúde, Educação [on-line], v. 23, e180599, 15 ago. 2019. Disponível em: https://doi.org/10.1590/Interface.180599. Acesso em: 17 dez. 2023.

BASTOS, Alice Beatriz B. Izique. A técnica de grupos-operativos à luz de Pichon-Rivière e Henri Wallon. *Psicologo informação*, São Paulo, v. 14, n. 14, p. 160-169, out. 2010. Disponível em: http://pepsic.bvsalud.org/scielo.php?script=sci_arttext&pid=S1415-88092010000100010&lng=pt&nrm=iso. Acesso em: 17 dez. 2023.

BRASIL. Lei n.º 8.080, de 19 de setembro de 1990. Lei Orgânica da Saúde. Dispõe sobre as condições para a promoção, proteção e recuperação da saúde, a organização e o funcionamento dos serviços correspondentes e dá outras providências. *Diário Oficial da União*, seção 1, Brasília, DF, 20 set. 1990.

BRASIL. Ministério da Saúde. Secretaria de Atenção à Saúde. Secretaria de Políticas de Saúde. *A implantação da Unidade de Saúde da Família*. Brasília: Ministério da Saúde, 2000. (Cadernos de Atenção Básica, n. 1).

BRASIL. Ministério da Saúde. Secretaria de Atenção à Saúde. Secretaria de Políticas de Saúde. *Hipertensão arterial sistêmica (HAS) e Diabetes Mellitus (DM)*: protocolo. Brasília: Ministério da Saúde, 2001. (Cadernos de Atenção Básica, n. 7).

BRASIL. Ministério da Saúde. Secretaria de Atenção à Saúde. Secretaria de Políticas de Saúde. *Violência intrafamiliar*: orientações para prática em serviço. Brasília: Ministério da Saúde, 2001. (Cadernos de Atenção Básica, n. 8).

BRASIL. Ministério da Saúde. Secretaria de Atenção à Saúde. Departamento de Atenção Básica. *Obesidade*. Brasília: Ministério da Saúde, 2006. 108 p. (Cadernos de Atenção Básica, n. 12).

BRASIL. Ministério da Saúde. Secretaria de Atenção à Saúde. Departamento de Atenção Básica. *Controle dos cânceres do colo do útero e da mama*. Brasília: Ministério da Saúde, 2006. 124 p. (Cadernos de Atenção Básica, n. 13).

BRASIL. Ministério da Saúde. Secretaria de Atenção à Saúde. Departamento de Atenção Básica. *Prevenção clínica de doenças cardiovasculares, cerebrovasculares e renais*. Brasília: Ministério da Saúde, 2006. 124 p. (Cadernos de Atenção Básica, n. 14).

BRASIL. Ministério da Saúde. Secretaria de Atenção à Saúde. Departamento de Atenção Básica. *Hipertensão arterial sistêmica para o Sistema Único de Saúde*. Brasília: Ministério da Saúde, 2006. 98 p. (Cadernos de Atenção Básica, n. 15).

BRASIL. Ministério da Saúde. Secretaria de Atenção à Saúde. Departamento de Atenção Básica. *Diabetes Melitus*. Brasília: Ministério da Saúde, 2006. 64 p. (Cadernos de Atenção Básica, n. 16).

BRASIL. Ministério da Saúde. Secretaria de Atenção à Saúde. Departamento de Atenção Básica. *Saúde bucal*. Brasília: Ministério da Saúde, 2008. 92 p. (Cadernos de Atenção Básica, n. 17).

BRASIL. Ministério da Saúde. Secretaria de Atenção à Saúde. Departamento de Atenção Básica. *HIV/Aids, hepatites e outras DST*. Brasília: Ministério da Saúde, 2006. 197 p. (Cadernos de Atenção Básica, n. 18).

BRASIL. Ministério da Saúde. Secretaria de Atenção à Saúde. Departamento de Atenção Básica. *Envelhecimento e saúde da pessoa idosa*. Brasília: Ministério da Saúde, 2006. 192 p. (Cadernos de Atenção Básica, n. 19).

BRASIL. Ministério da Saúde. Secretaria de Atenção à Saúde. Departamento de Atenção Básica. *Saúde da criança*: aleitamento materno e alimentação complementar. Brasília; Ministério da Saúde, 2009. 184 p. (Cadernos de Atenção Básica, n. 23).

BRASIL. Ministério da Saúde. Secretaria de Atenção à Saúde. Departamento de Atenção Básica. *Saúde na escola*. Brasília; Ministério da Saúde, 2009. 96 p. (Cadernos de Atenção Básica, n. 24).

BRASIL. Ministério da Saúde. Secretaria de Atenção à Saúde. Departamento de Atenção Básica. *Doenças respiratórias crônicas*. Brasília; Ministério da Saúde, 2010. 160 p. (Cadernos de Atenção Básica, n. 25).

BRASIL. Ministério da Saúde. Secretaria de Atenção à Saúde. Departamento de Atenção Básica. *Saúde sexual e saúde reprodutiva*. Brasília: Ministério da Saúde, 2010. 300 p. (Cadernos de Atenção Básica, n. 26).

BRASIL. Ministério da Saúde. Secretaria de Atenção à Saúde. Departamento de Atenção Básica. *Diretrizes do NASF*: Núcleo de Apoio a Saúde da Família. Brasília: Ministério da Saúde, 2010. 152 p. (Caderno de Atenção Básica, n. 27).

BRASIL. Ministério da Saúde. Secretaria de Atenção à Saúde. Departamento de Atenção Básica. *Acolhimento à demanda espontânea*. Brasília: Ministério da Saúde, 2012. 56 p. (Cadernos de Atenção Básica, n. 28, vol.I).

BRASIL. Ministério da Saúde. Secretaria de Atenção à Saúde. Departamento de Atenção Básica. *Acolhimento à demanda espontânea*. Brasília: Ministério da Saúde, 2012. 290 p. (Cadernos de Atenção Básica, n. 28, vol.II).

BRASIL. Ministério da Saúde. Secretaria de Atenção à Saúde. Departamento de Atenção Básica. *Rastreamento*. Brasília: Ministério da Saúde, 2010. 95 p. (Caderno de Atenção Básica, n. 29).

BRASIL. Ministério da Saúde. Secretaria de Atenção à Saúde. Departamento de Atenção Básica. *Práticas integrativas e complementares*: plantas medicinais e fitoterapia na Atenção Básica. Brasília: Ministério da Saúde, 2012, 156 p. (Cadernos de Atenção Básica, n. 31).

BRASIL. Ministério da Saúde. Secretaria de Atenção à Saúde. Departamento de Atenção Básica. *Atenção ao pré-natal de baixo risco*. Brasília: Ministério da Saúde, 2012, 318 p. (Cadernos de Atenção Básica, n. 32).

BRASIL. Ministério da Saúde. *Política Nacional de Atenção Básica*. Brasília: Ministério da Saúde, 2012.

BRASIL. Ministério da Saúde. Secretaria de Atenção à Saúde. Departamento de Atenção Básica. *Saúde da criança*: crescimento e desenvolvimento. Brasília: Ministério da Saúde, 2012, 272 p. (Cadernos de Atenção Básica, n. 33).

BRASIL. Ministério da Saúde. Secretaria de Atenção à saúde. Departamento de Atenção Básica. *Saúde mental*. Brasília: Ministério da Saúde, 2013, 176 p. (Cadernos de Atenção Básica, n. 34).

BRASIL. Ministério da Saúde. Secretaria de Atenção à Saúde. Departamento de Atenção Básica. *Estratégias para o cuidado da pessoa com doença crônica*: diabetes mellitus. Brasília: Ministério da Saúde, 2013,160 p. (Cadernos de Atenção Básica, n. 36).

BRASIL. Ministério da Saúde. Secretaria de Atenção à Saúde. Departamento de Atenção Básica. *Estratégias para o cuidado da pessoa com doença crônica*: hipertensão arterial sistêmica. Brasília: Ministério da Saúde, 2013, 128 p. (Cadernos de Atenção Básica, n. 37).

BRASIL. Ministério da Saúde. Secretaria de Atenção à Saúde. Departamento de Atenção Básica. *Estratégias para o cuidado da pessoa com doença crônica*: obesidade. Brasília: Ministério *da* Saúde, 2014. 212 p. (Cadernos de Atenção Básica, n. 38).

BRASIL. Ministério da Saúde. Secretaria de Atenção à saúde. Departamento de Atenção Básica. *Estratégias para o cuidado da pessoa com doença crônica*. Brasília: Ministério da Saúde, 2014, 162 p. (Cadernos de Atenção Básica, n. 35).

BRASIL. Ministério da Saúde. Secretaria de Atenção à saúde. Departamento de Atenção Básica. Núcleo de Apoio à Saúde da Família. *Ferramentas para a gestão e para o trabalho cotidiano. v. I*. Brasília: Ministério da Saúde, 2014. (Cadernos de Atenção Básica, n. 39).

BRASIL. Ministério da Saúde. Secretaria de Atenção à Saúde. Departamento de Atenção Básica. *Estratégias para o cuidado da pessoa com doença crônica*: o cuidado da pessoa tabagista. Brasília: Ministério da Saúde, 2015. 154 p. (Cadernos da Atenção Básica, n. 40).

BRASIL. Ministério da Saúde. *Portaria n° 2.436, de 21 de setembro de 2017.* Aprova a Política Nacional de Atenção Básica, estabelecendo a revisão de diretrizes para a organização da Atenção Básica, no âmbito do Sistema Único de Saúde (SUS). Diário Oficial da União: seção 1, Brasília, DF, 22 set. 2017.

BRASIL. Ministério da Saúde. Secretaria de Atenção à Saúde. Departamento de Atenção Básica. *Saúde do trabalhador e da trabalhadora.* Brasília: Ministério da Saúde, 2018. 136 p. (Cadernos da Atenção Básica, n. 41).

CARDOSO, Cassandra; SEMINOTTI, Nedio. *O grupo psicoterapêutico no Caps. Ciência & Saúde Coletiva* [on-line], v. 11, n. 3, p. 775-783, 2006. Disponível em: https://doi.org/10.1590/S1413-81232006000300025. Acesso em: 17 dez. 2023.

CARLOS, Sergio Antonio. O processo grupal. *In*: STREY, Marlene et al. (org.). *Psicologia social contemporânea*: livro-texto. Petrópolis: Vozes, 1998. p. 199-206.

CARLOTO, Cássia Maria; GOMES, Anne Grace. Geração de renda: enfoque nas mulheres pobres e divisão sexual do trabalho. *Serviço Social & Sociedade*, [s.l.], n. 105, p. 131-146, jan. 2011.

CASTANHO, Pablo. Uma introdução aos grupos operativos: teoria e técnica. *Vínculo*, São Paulo, v. 9, n. 1, p. 47-60, jun. 2012. Disponível em http://pepsic.bvsalud.org/scielo.php?script=sci_arttext&pid=S1806-24902012000100007&lng=pt&nrm=iso. Acesso em: 17 dez. 2023.

CHIAVERINI, Dulce Maria et. al. (org.). *Guia prático de matriciamento em Saúde Mental.* Brasília: Ministério da Saúde; Centro de Estudo e Pesquisa em Saúde Coletiva, 2011.

COSTA, Vânia Medianeira Flores; SANTOS, Rita de Cássia Trindade dos; BIANCHIM, Bruna de Vargas; STÉDILE, Letícia. Geração de renda e inclusão social: o projeto "Transformando vidas". *Revista Ciência em Extensão*, [s.l.], v. 15, n. 1, p. 3-19, 2019. Disponível em: https://ojs.unesp.br/index.php/revista_proex/article/view/1729. Acesso em: 17 dez. 2023.

DE ARAÚJO, Léia Souza Alves; DE LÚCIA, Tatiana Ávila. O grupo psicoterapêutico como dispositivo para a saúde mental e inserção social. Evento

Anual da Associação Brasileira de Psicologia Social, XV, 2009, Maceió. Anais eletrônicos, Maceió, 2009. Disponível em: https://abrapso.org.br/siteprincipal/images/Anais_XVENABRAPSO/196.%2oo%20grupo%20psicoterap%CAutico%20como%20dispositivo%20para%20a%20sa%DAde%20mental%20e%20inser%C7%C3o%20social.pdf. Acesso em: 17 dez. 2023.

DE FREITAS SÁ, Débora Layze *et al*. A importância dos grupos operativos na Atenção Primária à Saúde. *Revista de APS*, Juiz de Fora, v. 23, p. 99-100. 2020.

FALKENBERG, Mirian Benites *et al*. Educação em saúde e educação na saúde: conceitos e implicações para a saúde coletiva. *Ciência & Saúde Coletiva*, Rio de Janeiro, v. 19, n. 3, p. 847-852, mar. 2014. Disponível em: https://www.scielo.br/pdf/csc/v19n3/1413-8123-csc-19- 03-00847.pdf. Acesso em: 17 dez. 2023.

FELIX, Katiane Duarte; VALDUGA, Luana Vieira Alves. Os benefícios da atividade física em grupo na socialização de idosos. *Revista de Saúde*, Brasília, v. 7, n. 1, jan./jul. 2020.

FRANKE, Caroline Maria *et al*. Grupo de atividade física como ferramenta de promoção de saúde. *Revista Brasileira de Promoção da Saúde*, Fortaleza, v. 25, n. 4, p. 521-526, out./dez. 2012. Disponível em: https://www.researchgate.net/publication/270025083_Pratica_da_atividade_fisica_como_facilitadora_da_promocao_de_saude_relato_de_experiencia_exitosa_do_Pro--Saude_e_Pet-Saude_da_UNIFOR. Acesso em: 17 dez. 2023.

FREIRE, Paulo. *Pedagogia da autonomia*: saberes necessários à prática educativa. São Paulo: Paz e Terra, 2004.

FREIRE, Rafael Silveira *et al*. Prática regular de atividade física: estudo de base populacional no Norte de Minas Gerais, Brasil. *Revista Brasileira de Medicina do Esporte* [on-line], v. 20, n. 5, p. 345-349, 2014. Disponível em: https://doi.org/10.1590/1517-86922014200502062. Acesso em: 17 dez. 2023.

FERNANDES, Waldemar José. A importância dos grupos hoje. *Revista SPAGESP*, Ribeirão Preto, v. 4, n. 4, p. 83-91, dez. 2003. Disponível em: http://pepsic.bvsalud.org/pdf/rspagesp/ v4n4/v4n4a12.pdf. Acesso em: 17 dez. 2023.

FERNÁNDEZ, Ana María. *O campo grupal*: notas para uma genealogia. São Paulo: Martins Fontes, 2006.

FEENBERG, Andrew. *Subversive rationalization*: technology, power, and democracy. [*S. l.: s. n.*], 1995. Disponível em: http://www.sfu.ca/~andrewf/books/Subversive_Rationalization_ Technology_Power_Democracy.pdf. Acesso em: 17 dez. 2023.

FIOCRUZ. *Grupos de educação em saúde*. 2024. Disponível em: https://moodle.ead.fiocruz.br/modulos_saude_publica/sus/files/estante04.html. Acesso em: 14 mar. 2024.

GOMES, Anne Grace. Grupo de geração de renda com mulheres: análise sob a perspectiva da questão de gênero e a divisão sexual do trabalho. *In*: JORNADA INTERNACIONAL DE POLÍTICAS PÚBLICAS, 4., agosto 2009, São Luís - MA. *Anais* [...]. São Luís – MA: Universidade Federal do Maranhão, Programa de Pós-Graduação de Políticas Públicas, 2009.

GOMES, Daniela Lopes *et al.* Grupo de hipertensos: o perfil dos participantes e a influência no controle da hipertensão. *Revista Brasileira de Medicina de Família e Comunidade*, [*s.l.*], v. 3, n. 12, p. 290-298, 2008.

GRUPOS de apoio. Disponível em: https://www.falandodelupus.org/grupos-de-apoio. Acesso em: 14 mar. 2024.

GRUPOS de Tabagismo de Unidades Básicas de Saúde ajudam fumantes a deixar o vício. Disponível em: https://spdm.org.br/noticias/saude-e-bem-estar/grupos-de-tabagismo-de-unidades-basicas-de-saude-ajudam-fumantes-a-deixar-o-vicio/. Acesso em: 14 mar. 2024.

KANTORSKI, Luciane Prado; LISBOA, Liliane de Mello; SOUZA, Jacqueline de. Grupo de prevenção de recaídas de álcool e outras drogas. *SMAD - Revista Eletrônica Saúde Mental Álcool e Drogas*, Ribeirão Preto, v. 1, n. 1, p. 1-15, fev. 2005. Disponível em http://pepsic.bvsalud.org/scielo.php?script=sci_arttext&pid=S1806-69762005000100005&lng=pt&nrm=iso. Acesso em: 13 mar. 2024

LANE, Silvia Tatiana Maurer; CODO, Wanderley. *Psicologia social*: o homem em movimento. 8. ed. São Paulo: Brasiliense, 1989.

LAPASSADE, Jorge. *Grupos, organizações e instituições*. Petrópolis: Vozes, 2016.

LIMA, Alisson Padilha de *et al.* Grupo de convivência para idosos: o papel do profissional de educação física e as motivações para adesão à prática de atividade física. *Revista Brasileira de Ciências do Esporte* [on-line], v. 42, e2018, 6 jul. 2020. Disponível em: https://doi.org/10.1016/j.rbce.2019.02.001. Acesso em: 17 dez. 2023.

LUCCHESE, Roselma; BARROS, Sônia. Grupo operativo como estratégia pedagógica em um curso graduação em enfermagem: um continente para as vivências dos alunos quartanistas. *Revista da Escola de Enfermagem da USP* [on-line], v. 36, n. 1, p. 66-74, 2002. Disponível em: https://doi.org/10.1590/S0080-62342002000100010. Acesso em: 17 dez. 2023.

MANSO, Heloisa Maria Mello. Desafios na geração de trabalho e renda em grupos comunitários de base local. *SER Social*, [S. l.], n. 19, p. 191206, 2009. Disponível em: https://periodicos.unb.br/index.php/SER_Social/article/view/12753. Acesso em: 17 dez. 2023.

MATIAS, Priscila da Silva. *Grupos de educação em saúde nas Unidades Básicas de Saúde: Concepções de quem faz*. 2017. 114f. Dissertação (Mestrado em Ciências do Cuidado em Saúde) – Universidade Federal Fluminense, Niterói. 114p. 2017. Disponível em: https://app.uff.br/riuff/bitstream/handle/1/3998/Priscila%20da%20Silva%20Matias.pdf?sequence=1 Acesso em: 14 mar. 2024.

MIELCZARSKI, Lidiane Tavares; LIMA, Francine Gonçalves; REDIVO DREHMER, Luciana Balestrin. Grupo de atividade física e bem-estar na atenção primária: um relato de experiência do pet-saúde mental em Porto Alegre. *Revista de Epidemiologia e Controle de Infecção*, v. 2, n. 3, p. 109-112, 2012. Disponível em: https://doi.org/10.17058/reci.v2i3.2671. Acesso em: 17 dez. 2023.

MINICUCCI, Agostinho. *Dinâmica de grupo*: teorias e sistemas. 5. ed. São Paulo: Atlas, 2012.

MORÉ, Carmen Loo *et al. O que são grupos de promoção da saúde e grupos de prevenção de doenças?* 2011. Disponível em: https://ares.unasus.gov.br/acervo/handle/ARES/958 Acesso em: 13 mar. 2024.

MOURA, Aline Oliveira Dias; SOUZA, Luciana Karine de. Grupos de convivência para idosos: participantes, egressos e desinteressados. *Estudos e pesquisas em psicologia*, Rio de Janeiro, v. 15, n. 3, p. 1.045-1.060, nov. 2015. Disponível em http://pepsic.bvsalud.org/scielo.php?script=sci_arttext&pid=S1808-42812015000300015&lng=pt&nrm=iso. Acesso em: 13 mar. 2024.

MUTIRÃO. Oxford English Dictionary. Oxford, 2017. Disponível em: https://www.google.com/search?q=defini%C3%A7%C3%A3o+mutir%-C3%A3o&rlz=1C1GCEA_enBR938BR939&oq=defini%C3%A7%C3%A3o+-mutir%C3%A3o&aqs=chrome..69i57j33i160.2999j1j4&sourceid=chrome&ie=UTF-8/. Acesso em: 19 jun. 2023.

OFICINA. Oxford English Dictionary. Oxford, 2017. Disponível em: https://www.google.com/search?q=defini%C3%A7%C3%A3o+mutir%-C3%A3o&rlz=1C1GCEA_enBR938BR939&oq=defini%C3%A7%C3%A3o+-mutir%C3%A3o&aqs=chrome..69i57j33i160.2999j1j4&sourceid=chrome&ie=UTF-8/. Acesso em: 19 jun. 2023.

OLIVEIRA, Rodrigo Monteiro; ROSA, Carlos Mendes; NASCIMENTO, Ana Carolina Peixoto. Os grupos terapêuticos como ferramentas para a redução do sofrimento psíquico nas universidades. *Humanidades e Inovação*, Palmas, v. 6, n. 9, jun. 2019.

OLIVEIRA, Roseane Gonçalves de; MENANDRO, Paulo Rogério Meira. Em busca de uma nova identidade: o grupo de alcoólicos anônimos. *Estudos de Psicologia*, Campinas, v. 18, n. 3, p. 5-21, set. 2001.

OSORIO, Luiz Carlos. *Grupoterapias*: abordagens atuais. Porto Alegre: Artmed, 2008.

PAPALIA, Diane E.; FELDMAN, Ruth Duskin. *Desenvolvimento humano*. 12. ed. Porto Alegre: AMGH, 2013.

PICHON-RIVIÈRE, Enrique. *O processo grupal*. São Paulo: Martins Fontes, 2005.

PINHEIRO, Leandro Rogério. Rodas de conversa e pesquisa: reflexões de uma abordagem etnográfica. *Pro-Posições* [on-line], v. 31, e20190041, 5 out. 2020. Disponível em: https://doi.org/10.1590/1980-6248-2019-0041. Acesso em: 17 dez. 2023.

RA TRUST 2020 – RECLAME AQUI. *Painel Ausonia Donato*. RA Trust 2020, 1 de outubro de 2020. Disponível em: https://www.youtube.com/watch?v=aS9SGWaTCM0. Acesso em: 17 de dezembro de 2023.

RAIA, Raphael Curioni. *O campo grupal na atenção primária à saúde*. Rio de Janeiro: UFRJ; Instituto de Estudos em Saúde Coletiva, 2020.

RAIA, Raphael Curioni; KUROKAWA E SILVA, Neide Emy. Propostas grupais e atenção básica à saúde: um panorama sobre promoção de saúde e participação social através das finalidades grupais abordadas nos Cadernos de Atenção Básica à Saúde. *In*: CAMPOS, Bruno da Silva; SILVA, Cristiane Moreira da. *Psicologia e saúde*: teorias e práticas. São Paulo: Pimenta Cultural, 2023.

ROSSI DA SILVA, Talita Naiara *et al. Sala de espera*: uma possibilidade de intervenção em Saúde do Trabalhador. Cadernos Brasileiros de Terapia Ocupacional [on-line], v. 27, n. 4, p. 907-916, 4 nov. 2019. Disponível em: https://doi.org/10.4322/2526-8910.ctoRE1779. Acesso em: 17 dez. 2023.

SAUER, Aimée Bianchessi *et al*. Trabalhando com grupos na atenção básica à saúde Florianópolis: Universidade Federal de Santa Catarina, 2018. Disponível em: https://ares.unasus.gov.br/acervo/bitstream/ARES/14865/1/Apostila_Grupos%20na%20ABS_N%C3%BAcleo%20Telessa%C3%BAde%20SC%20UFSC.pdf. Acesso em: 17 dez. 2023.

SILVA, Daniele Luciana Silva; KNOBLOCH, Felícia. A equipe enquanto lugar de formação: a educação permanente em um Centro de Atenção Psicossocial Álcool e outras drogas. *Interface* – Comunicação, Saúde, Educação, [*s.l.*], v. 20, n. 57, p. 325-335, abr. 2016. Disponível em: https://doi.org/10.1590/1807-57622015.0061. Acesso em: 17 dez. 2023.

STARFIELD, Barbara. *Atenção primária*: equilíbrio entre necessidades de saúde, serviços e tecnologia. Brasília: Unesco; Ministério da Saúde, 2002.

SOUZA, Ângela Maria Alves *et al*. Grupo terapêutico: sistematização da assistência de enfermagem em saúde mental. *Texto & Contexto – Enfermagem* [on-line], v. 13, n. 4, p. 625-632, 2004. Disponível em: https://doi.org/10.1590/S0104-07072004000400016. Acesso em: 17 dez. 2023.

WICHMANN, Francisca Maria Assmann *et al.* Grupos de convivência como suporte ao idoso na melhoria da saúde. *Revista Brasileira de Geriatria e Gerontologia* [on-line], v. 16, n. 04, p. 821-832, 2013. Disponível em: https://doi.org/10.1590/S1809-98232013000400016. Acesso em: 17 dez. 2023.

ZIMERMAN, David Epelbaum; OSORIO, Luiz Carlos. *Como trabalhamos com grupos.* Porto Alegre: Artes Médicas, 1997.